utb 5824

AF719991

Eine Arbeitsgemeinschaft der Verlage

Brill | Schöningh – Fink · Paderborn
Brill | Vandenhoeck & Ruprecht · Göttingen – Böhlau · Wien · Köln
Verlag Barbara Budrich · Opladen · Toronto
facultas · Wien
Haupt Verlag · Bern
Verlag Julius Klinkhardt · Bad Heilbrunn
Mohr Siebeck · Tübingen
Narr Francke Attempto Verlag – expert verlag · Tübingen
Psychiatrie Verlag · Köln
Ernst Reinhardt Verlag · München
transcript Verlag · Bielefeld
Verlag Eugen Ulmer · Stuttgart
UVK Verlag · München
Waxmann · Münster · New York
wbv Publikation · Bielefeld
Wochenschau Verlag · Frankfurt am Main

Kerstin Bilda

Basiswissen Aphasie

Mit 5 Abbildungen und 6 Tabellen

Ernst Reinhardt Verlag München

Prof.in Dr. phil. *Kerstin Bilda* ist Professorin für Logopädie in Bochum. Ihr Forschungsschwerpunkt ist die Neurorehabilitation mit Fokus auf den evidenzbasierten Einsatz neuer Technologien in Diagnostik und Therapie bei neurogenen Sprach- und Sprechstörungen.

Bibliografische Information der Deutschen Nationalbibliothek

Die Deutsche Nationalbibliothek verzeichnet diese Publikation in der Deutschen Nationalbibliografie; detaillierte bibliografische Daten sind im Internet über <http://dnb.d-nb.de> abrufbar.

ISBN 978-3-8252-5824-5 (Print)
ISBN 978-3-8385-5824-0 (PDF-E-Book)
ISBN 978-3-8463-5824-5 (EPUB)

Printed in EU
Covermotiv: © Michael Brown-stock.adobe.com
Satz: FELSBERG Satz & Layout, Göttingen

Ernst Reinhardt Verlag, Kemnatenstr. 46, D-80639 München
Net: www.reinhardt-verlag.de E-Mail: info@reinhardt-verlag.de

Inhalt

Zusätzlich zum Buch gibt es interaktives Onlinematerial und Podcasts zum Herunterladen. Diese passwortgeschützten Zusatzmaterialien finden Sie auf der Homepage des Ernst Reinhardt Verlages und der UTB GmbH bei der Darstellung dieses Titels: www.reinhardt-verlag.de, www.utb.de. Das Passwort zum Öffnen der Dateien finden Sie im Buch auf Seite 111.

Vorwort

Die Behandlung von Menschen mit Aphasie ist anspruchsvoll und erfordert eine individuell auf die Fähigkeiten und Bedürfnisse der betroffenen Menschen abgestimmte Therapie. Hierfür benötigen Logopädinnen und Sprachtherapeuten aktuelles fundiertes Wissen in verschiedenen Bereichen wie Neurologie und Linguistik, um ihre Therapien so wirksam wie möglich planen und durchführen zu können.

Die Diagnostik und Therapie der Aphasie werden seit vielen Jahren international und national erforscht. Diese Forschung hat zu einem besseren Verständis der Lokalisation von Sprache im Gehirn, den Mechanismen der Spracherholung nach einer Hirnschädigung und den grundsätzlichen Parametern für die Wirksamkeit der Aphasietherapie beigetragen.

Dennoch bleiben viele Fragen bislang noch ungeklärt. Welche individuellen Parameter sind für den bestmöglichen Therapieerfolg wichtig? Wie gelingt der nachhaltige Allltagstransfer des im Rahmen einer Therapie erlernten Kommunikationsverhaltens?

Das Buch Basiswissen Aphasie fasst in komprimierter Form neue Erkenntnisse für eine evidenbasierte Diagnostik und Therapie zusammen, wobei die Begriffe Logopädie und Sprachtherapie abwechselnd verwendet. Selbstverständlich richtet sich das Buch sowohl an Logopäden und Logopädinnen als auch Sprachtherapeutinnen und -therapeuten. Ebenso wechseln sich im Buch aus Gründen der besseren Lesbarkeit die Geschlechtsbezeichnungen von Personen ab.

Mein ganz besonderer Dank geht an Fiona Dörr, die mich zuverlässig und engagiert bei der Erstellung des Buches, insbesondere bei den begleitenden digitalen Lernmateralien, unterstützt hat. Außerdem bedanken möchte ich mich bei Sarah Görlich und Paula Braun, die mir bei der Erstellung der PodCasts sehr geholfen haben. Antonia Bischke danke ich für ihre sehr schön gezeichneten Abbildungen.

Kerstin Bilda, Bochum, Februar 2022

1 Einleitung

Der Schlaganfall ist eine Herz-Kreislauf-Erkrankung, die ca. 200.000 Menschen jedes Jahr erstmalig und 70.000 als wiederholte Schlaganfälle erleiden. Der Schlaganfall ist die dritthäufigste Todesursache in Deutschland. Ca. 25–33 % versterben innerhalb des ersten Jahres an den Folgen eines Schlaganfalls (Heuschmann et al. 2010). Die Häufigkeit von Schlaganfällen steigt aufgrund der demografischen Entwicklung. Aber: Immer mehr Menschen überleben aufgrund einer immer besseren Notfallversorgung (Hankey 2017).

Die Überlebensrate danach ist grundsätzlich aufgrund der sehr guten medizinischen Versorgung in der Akutphase, speziell auf den Stroke Units, hoch (Heuschmann et al. 2010; RKI 2015). Allerdings müssen sich Menschen, die einen Schlaganfall überleben, zumeist mit erheblichen unterschiedlichen Funktionseinschränkungen auseinandersetzen. Diese Einschränkungen haben einen gravierenden Einfluss auf die Lebensqualität und die damit einhergehende soziale Teilhabe im Alltag und wirken sich körperlich und emotional auch auf das Leben der Angehörigen aus.

Als Folge eines Schlaganfalls, auch Apoplex genannt, kann eine Aphasie auftreten, eine erworbene Sprachstörung, die durch eine Hirnschädigung in der sprachdominanten, meist linken, Hirnhälfte verursacht wird. Der Begriff „Aphasie“ stammt aus dem Griechischen und bedeutet „Sprachlosigkeit“. Über 80 % der Aphasien treten nach einem Schlaganfall (Apoplex) auf, 10 % nach einem Schädel-Hirn-Trauma, 7 % nach einem Hirntumor. Insgesamt leiden 1.000.000 Menschen unter generellen Schlaganfallfolgen. 200.000 von ihnen haben eine Aphasie, pro Jahr kommen 50.000 neu erkrankte Personen hinzu. Ca. 75 % davon sind älter als 60 Jahre, aber auch ca. 300 Kinder sind pro Jahr betroffen. War der Schlaganfall früher in der Regel eine Erkrankung des hohen Alters, betrug 2010 der Anteil der Menschen zwischen 20 und 64 Jahren bereits 31 Prozent aller Schlaganfälle. Zudem tritt mittlerweile weltweit jeder 20. Schlaganfall bei Jugendlichen und Kindern auf (Feigin et al. 2014).

Zu den wichtigsten Prädiktoren für eine Besserung der aphasischen Symptomatik zählen der initiale Schweregrad sowie Größe und Lokalisation der Hirnschädigung. Die Läsionsgröße ist hoch mit der initialen Schwere der Aphasie korreliert und hat auch einen negativen Einfluss auf die Spracherholung. Patienten mit anfänglich leichten Sprachstörungen haben eine gute Chance auf eine vollständige Erholung (Laska et al. 2001). Allerdings ist auch bei initialer schwerer Aphasie ein positiver Verlauf möglich (Lazar/Antoniello 2008). Das Ausmaß der funktionellen Aktivierung im Bereich der linken superior-temporalen Hirnregion zu einem frühen Zeitpunkt nach dem Infarkt scheint in einem besonderen Maße Einfluss auf das Rehabilitationspotenzial zu haben (Heiss et al. 1993). Als weitere prognostische Faktoren, die den Verlauf der Aphasie beeinflussen, werden Ätiologie, Händigkeit, Alter, Geschlecht und internale Faktoren wie Motivation und Stimmungslage diskutiert. Der Einfluss dieser Variablen wird allerdings unterschiedlich bewertet. Das Bildungsniveau hat keinen Einfluss auf das Verbesserungspotenzial (Connor et al. 2001). Aphasie ist ein ungünstiger Prognosefaktor für das Auftreten einer Post-Stroke-Depression.

Die Rehabilitation der Aphasie dauert zumeist ein Leben lang. Fortschritte in den Neurowissenschaften, neue digitale Technologien und Erkenntnisse zur Reorganisation des Gehirns und den Grundlagen des Wiedererlernens von Sprache bieten vielversprechende Ansätze, Menschen mit einer Aphasie in der Verbesserung ihrer kommunikativen Fähigkeiten und Strategien erfolgreich zu unterstützen.

Dieses Buch stellt eine systematische und komprimierte Einführung in die evidenzbasierte Rehabilitation der Aphasie dar. Neben den aktuellen Grundlagen der Aphasie liegt ein besonderer Schwerpunkt des Buches auf der Vorstellung neuer zukunftsweisender Therapieansätze. Dazu zählen neue Technologien wie die nicht-invasive Hirnstimulation (tDSC), Teletherapie, logopädische Apps in Diagnostik und Therapie und der Einsatz von Robotern in der Logopädie/Sprachtherapie.

2 Beschreibung der Aphasien

2.1 Definition der Aphasie

Eine Aphasie ist eine **erworbene Sprachstörung**, die infolge einer Hirnschädigung, zum Beispiel nach einem Schlaganfall, in der sprachdominanten, meist linken, Hirnhälfte auftreten kann. Bei mehr als 90 % der Menschen liegen die sprachrelevanten Hirnareale in der linken Großhirnhemisphäre (Huber/Ziegler 2000).

Keine Aphasie gleicht der anderen, da die Läsionen von Hirnarealen sehr unterschiedliche Störungsformen und Schweregrade verursachen (Huber et al. 2006). Sprachliche Fähigkeiten gehen zumeist nie gänzlich verloren, es handelt sich demnach nicht im wörtlichen Sinne um einen „Sprachverlust“. Bei einer Aphasie sind mehrere Sprachmodalitäten in unterschiedlichem Ausmaß beeinträchtigt. Sprachproduktion, Sprachverstehen und häufig auch Lesen und Schreiben können in variierenden Kombinationen gestört sein. Man spricht deshalb von einer **multimodalen Störung** (Huber/Ziegler 2009).

Eine Aphasie ist aber keine Störung der Intelligenz und der mentalen Fähigkeiten. Menschen mit Aphasie sind oft kommunikativ sehr eingeschränkt. Trotz allem sind ihre kognitiven Fähigkeiten häufig erhalten. Sie können ihr Wissen und ihre Lebenserfahrung weiterhin abrufen. Ebenso sind sie in der Lage, Situationen zu analysieren, Zusammenhänge zu erkennen und nicht-sprachliche Signale zu verstehen. Menschen mit Aphasie leiden häufig unter neuropsychologischen und motorischen Begleitsymptomen. Die Aufmerksamkeit ist eingeschränkt, sie können sich meist nicht mehr auf mehrere, gleichzeitig ablaufende Dinge konzentrieren und diese verarbeiten (Goldenberg 2007).

Die Hirnschädigung kann auch die Motorik beeinträchtigen, somit treten Lähmungen und Störungen der vegetativen Funktionen auf. Dazu zählen Nervosität, Schlafstörungen, Krämpfe und Herz-Kreislauf-Probleme. Häufig wird eine Aphasie von einer Apraxie (80 %) begleitet und viele Aphasiker haben Einschränkungen im

Umgang mit Gesten, Symbolen (Asymbolie) und Zahlen (Dyskalkulie). Die Folgen und das Rehabilitationspotenzial einer Aphasie hängen davon ab, welche sprachrelevanten Hirnareale und in welchem Ausmaß diese durch die Schädigung betroffen sind (Ziegler et. al 2020).

2.2 Einteilungen von Aphasien

Aphasien werden nach unterschiedlichen Kriterien klassifiziert (Tab. 1). Im angloamerikanischen Raum werden Aphasien hinsichtlich ihrer Sprachflüssigkeit in der Spontansprache in „flüssige" und „nicht flüssige" Aphasien unterteilt. Eine weitere verbreitete Einteilung basiert auf der Ätiologie und dem Läsionsort. Im Syndromansatz werden Typen von Aphasien aufgrund ihrer vorherrschenden klinischen Symptomatik bzw. ihrer spezifischen Symptomkombinationen unterteilt (Kap. 2.3.1).

Tab. 1: Ansätze zur Einteilung der Aphasie

Kriterien	**Formen der Aphasie**
Ätiologie	• Vaskuläre Aphasie • Traumatische Aphasie • Tumorbedingte Aphasie • Sprachstörungen bei demenziellen Erkrankungen
Läsionsort	• kortikale und subkortikale Aphasie • anteriore und subkortikale Aphasie • gekreuzte Aphasie
Flüssigkeit der Sprachproduktion	• Flüssige und nichtflüssige Aphasie
Klinisch basierter Syndromansatz	Standardsyndrome: • Amnestische Aphasie • Wernicke Aphasie • Broca Aphasie • Globale Aphasie • Nicht Standardsyndrome: • Leitungsaphasie • Transkortikale Aphasie

Von der Weltgesundheitsorganisation wurde das Klassifikationsschema ICF (International Classification of Functioning, Disability and Health Impairments, Disabilities and Handicaps) entwickelt (WHO 2001). Die in diesem Modell beschriebenen Parameter stellen eine international anerkannte Einteilung dar, an der sich die Diagnostik und Therapie aphasischer Sprachstörungen orientiert (Schneider et al. 2021).

Der Begriff Aphasie hat sich zu einer allgemeineren Bezeichnung in Richtung „neurogene Sprachstörung“ erweitert (Tesak 2006). Eine aphasische Symptomatik, die auch bei demenziellen Erkrankungen auftreten kann, ist unter dieser Bezeichnung miteingeschlossen.

Akute, postakute und chronische Aphasie

Aphasien werden in Hinblick auf den Zeitraum der Erkrankung eingeteilt (Grande/Hussmann 2016).

Akute Aphasien beziehen sich auf den Zeitraum der ersten 3–6 Wochen nach dem Krankheitsereignis. In dieser Phase ändern sich die aphasischen Symptome noch sehr schnell. Die **postakute** Phase stellt den Übergang von der akuten zur chronischen Phase dar. Sie beschreibt den Zeitraum zwischen 4 Wochen bis 6 Monate nach dem Krankheitsereignis. Danach tritt der Zustand einer **chronischen** Phase ein. In den üblichen Definitionen und Einteilungen der Aphasie sind überwiegend postakute und/oder chronische Aphasien gemeint.

Flüssige und nichtflüssige Aphasien

In Anlehnung an eine Unterscheidung von Wernicke (1874) werden Aphasien nach dem Grad der Flüssigkeit der Sprachproduktion unterteilt. Diese Einteilung ist insbesondere im angloamerikanischen Raum verbreitet. Bei den flüssigen Aphasien ist die Sprechgeschwindigkeit normal, es bestehen aber Störungen beim Hörverstehen und/oder bei der Wiederholung von Wörtern, Satzteilen oder Sätzen, die von anderen vorgesprochen werden. Bei den nichtflüssigen Aphasien ist der Sprachfluss verlangsamt, mit Unterbrechungen und einer durchschnittlichen Phrasenlänge von weniger als fünf Wörtern (Huber et al. 2013). Allerdings ist diese Unterteilung in Hinblick auf die weiterführende Diagnostik und Therapie nur eingeschränkt aussagekräftig. Störungen in der Flüssigkeit der Sprechproduktion können unterschiedliche Ursachen haben, wie zum Beispiel Einschränkungen bei der Wortfindung und/oder der Planung von Sprechbewegungen oder zentral oder peripher bedingte Störungen des Sprechens.

Rest-Aphasie

Rest-Aphasien sind Aphasieformen, die sich nicht zuordnen lassen. Patienten mit dieser Aphasieform zeigen im Alltag keinerlei sprachliche Einschränkungen, weder mündlich noch schriftlich. Ihre Probleme offenbaren sich nur in Gesprächen, in denen im Alltag selten genutzte Fachbegriffe benötigt werden. Hier zeigen sich dann Wortfindungsstörungen. Patienten mit einer Rest-Aphasie erzählen davon, dass sie Verständnisprobleme bei komplexeren Themen haben. Ihre Geschwindigkeit beim Lesen ist etwas verlangsamt und beim Schreiben treten häufiger Rechtschreibfehler auf als zu der Zeit, bevor die Störung auftrat (Jaecks 2014).

Aphasie bei Kindern

Eine Aphasie bei Kindern tritt als Folge einer erworbenen Hirnschädigung auf. Meist ist die Hirnschädigung auf ein Schädel-Hirn-Trauma, eine vaskuläre Hirnschädigung (z.B. Aneurysmablutung, einen Hirntumor, Enzephalitiden oder das Landau-Kleffner-Syndrom) zurückzuführen. Die bis zum Ereignis normal verlaufende Sprachentwicklung wird durch die neurologische Schädigung gestört. Da die Plastizität des kindlichen Gehirns und die Sprachentwicklung noch nicht abgeschlossen sind, kann eine Aphasie bei Kindern nicht mit der allgemeinen Verlaufsbeschreibung und Symptomen einer Aphasie gleichgesetzt werden (Böhme 2006).

Typische Symptome einer Aphasie bei Kindern sind initialer Mutismus, nichtflüssige Sprachproduktion, Wortfindungsstörungen, Paraphasien und Neologismen, agrammatisch bzw. syntaktisch vereinfachte Äußerungen sowie Störungen im Sprachverständnis und in der Schriftsprache (Schneider et al. 2021). Neurowissenschaftlich belegt ist, dass bis zum 12. Lebensjahr umschriebene Funktionsstörungen aufgrund der Plastizität des Gehirns deutlich leichter kompensiert werden können als bei einer später eintretenden Hirnschädigung (Huber/Ziegler 2000).

Ein umfassender Überblick über Aphasien bei Kindern findet sich in Kubandt (2018): Aphasien bei Kindern. In: Grohnfeldt, M. (Hrsg.): Kompendium der akademischen Sprachtherapie. Band 4: Aphasien, Dysarthrien, Sprechapraxie, Dysphagien – Dysphonien. Kohlhammer, Stuttgart, 113–124.

Aphasie bei Mehrsprachigkeit

Aphasische Symptome treten bei mehrsprachigen Menschen mit Aphasie zumeist in allen erlernten Sprachen auf. Die verschiedenen Sprachen können in gleichem Ausmaß betroffen sein und eine ähnliche sich wechselseitig beeinflussende Rückbildung (synergistische Rückbildung) aufweisen. Daneben gibt es Fälle, bei denen eine selektive Erholung nur einer Sprache bei gleichzeitiger Verschlechterung der anderen Sprache zu beobachten ist. Wenn sich eine Sprache erst dann verbessert, wenn die andere schon reaktiviert wird, spricht man von sukzessiver Restitution. Darüber hinaus kann es auch zu einer Mischsprache kommen (Code-Mixing), in der die erlernten Sprachen aufgrund eingeschränkter Hemmungsmechanismen unpassend miteinander verknüpft werden (Paradis 1985). Nur sehr selten finden sich isolierte Störungen in einer Sprache oder eine Verbesserung in nur einer Sprache (selektive Restitution). Zur Erklärung dieser unterschiedlichen Aktivierungs- und Störungsmuster werden neurowissenschaftliche Annahmen zur neuronalen Repräsentation und kognitiven Verarbeitung verschiedener Sprachen im Gehirn zugrunde gelegt. Die Forschung zur Mehrsprachigkeit geht bis in das frühe 19. ahrhundert zurück. Robert Scoresby-Jackson postulierte, dass lediglich das Broca-Areal im Gyrus frontalis inferior das Sprachorgan der Muttersprache sei, wohingegen der restliche Teil des Gyrus frontalis inferior für andere Sprachen verantwortlich sei (Scoresby-Jackson 1867).

Eine bis heute diskutierte Frage ist, ob verschiedenen Sprachen ein gemeinsames neuronales Substrat zugrunde liegt oder ob jede Sprache über eine eigene Repräsentation im Gehirn verfügt (Paradis 2004). Studien, die diese Frage mit Hilfe von bildgebenden Verfahren untersuchten, zeigen heterogene Ergebnisse (Price 2000). Die Ergebnisse der Studien deuten darauf hin, dass bei der Verarbeitung mehrerer Sprachen komplexe neuronale Ressourcen involviert sind (Wahl et al. 2008; Vingerhoets et al. 2003).

Ebenso liefern die Studien Evidenzen dafür, dass verschiedene Faktoren wie der Zeitpunkt des Spracherwerbs und die Sprachkompetenz, einen Einfluss auf die neuronalen Repräsentationen zu haben scheinen (Hahne/Friederici 2001; Weber-Fox/Neville 1996). Bildgebende Verfahren lassen vermuten, dass verschiedene Sprachen in angrenzenden Hirnarealen lokalisiert sind. Bei Sprechern, die zwei oder mehrere Sprachen erlernt haben, gibt es Hinweise darauf, dass neben der dominanten auch die nicht-dominante Hemisphäre mehr genutzt wird als bei monolingualen Sprechern (vgl. Hull/Vaid 2007). Was es für den erfolgreichen Zugriff braucht, ist eine gelingende Hemmung der einen und eine gelingende Aktivierung der anderen Sprache. Hemmung und Aktivierung sind im Sinne eines Monitoring Teil der Exekutivfunktionen.

In welchem Ausmaß eine Sprache nach einer Hirnschädigung erhalten bleibt oder welche Sprache wie verloren geht, hängt von mehreren Einflussfaktoren ab (Steiner 2017). Dazu zählen nach Steiner (2017) die frühe und/oder die emotionale Verankerung der Sprache, ihr Automatisierungsgrad und ihre Bedeutung für die Kommunikation im Alltag. Ebenso hat die Verknüpfung mit der Schriftsprache einen Einfluss. Das Common Underlying Proficiency Modell (CUP) postuliert ein sprachübergreifendes Wissen, welches den erlernten Sprachen als gemeinsame Basis zugrunde liegt.

2.3 Klassifikation von Aphasien

Das Verständnis und das Wissen der Pathogenese aphasischer Störungen sind bis heute noch keineswegs vollumfänglich vorhanden. In der klinischen Praxis hat sich als schnelle Informationsweitergabe die Einteilung der Aphasien in unterschiedliche Standardsyndrome nach wie vor gehalten (vgl. Tab. 2). Sie bündeln die Vielfalt von Syndromen und geben erste Hinweise zur Lokalisation der Hirnschädigung und der zu erwartenden Begleitsymptome.

Neurowissenschaftliche Forschungsergebnisse zeigen, dass diese historisch entstandenen Klassifikationen nicht den neuronalen Verarbeitungsprozessen im Gehirn entsprechen (Saur et al. 2006; Saur et al. 2008).

Auch für die Planung einer logopädischen Therapie sind die Syndrome nur bedingt geeignet, da nicht alle Aphasien einem definierten Syndrom zugeordnet werden können und sich das Aphasiesyndrom durch eine Spontanremission verändern kann (Baumgärtner/Staiger 2020).

Demgegenüber beruht der Ansatz des Individualsyndroms auf der Annahme, dass aphasische Personen zwar sprachliche Symptome in unterschiedlichen Modalitäten und auf unterschiedlichen linguistischen Ebenen aufweisen, diese aber individuelle Symptommuster ergeben (Schneider et al. 2021; Tesak 2006).

Syndromansatz

Bei einer Aphasie vaskulärer Ursache werden **vier Standardsyndrome** beschrieben: globale Aphasie, Wernicke-Aphasie, Broca-Aphasie und amnestische Aphasie (Tab. 2). Zu den Nicht-Standard-Aphasien (Sonderformen) zählen die Leitungsaphasie sowie transcorticale Aphasien, die wiederum abzugrenzen sind von modalitätsspezifischen Sprachstörungen wie Alexie mit und ohne Agrafie und rein sprechmotorischen Störungen (Sprechapraxie, Dysarthrie, Anarthrie) (Huber et al. 2006).

Der Begriff der Broca-Aphasie geht auf ihren „Entdecker“, den französischen Anthropologen und Arzt Paul Broca (1824–1880), zurück. Er hatte erkannt, dass nach Schädigung des Fußes der dritten unteren Stirnhirnwindung eine Sprachstörung entstehen kann. Die umschriebene Schädigung wird häufig durch eine Durchblutungsstörung des Gehirns verursacht. Heutzutage ist bekannt, dass für das volle Bild einer Broca-Aphasie die Schädigung über das sogenannte Broca-Areal hinaus reichen muss, bis hin zur linken Insel (Kerschensteiner et al. 1978).

Die Grundannahme der Klassifikation von Aphasien in Standardsyndrome ist, dass aphasische Krankheitsbilder durch unterschiedliche, typische, gemeinsam auftretende Symptome kennzeichnet sind (s. Kap. 4). Hierbei wird als Leitsymptom das Phänomen bezeichnet, das ein Syndrom definiert wie z.B. Wortfindungsstörungen bei der amnestischen Aphasie. Die aphasischen Syndrome geben Hinweise auf eine funktionelle Hirnanatomie.

Tab. 2: Standardsyndrome der Aphasie (Schneider et al. 2021)

Syndrom	Symptome
Amnestische Aphasie	• Leitsymptom: Wortfindungsstörungen • Stark ausgeprägte Symptome: Redefloskeln, Conduite d'approche
Broca Aphasie	• Leitsymptom: Agrammatismus • Stark ausgeprägte Symptome: Phonematische Paraphasien, Conduite d'approche, Sprechanstrengung, Wortfindungsstörungen
Wernicke Aphasie	• Leitsymptom: Paragrammatismus • Stark ausgeprägte Symptome: Stereotypien, Logorrhö, Wortfindungsstörungen, semantische und phonematische Paraphasien, semantische und phonematische Neologismen
Globale Aphasie	• Leitsymptom: Sprachautomatismen, Recurring Utterances • Stark ausgeprägte Symptome: Echolalie, Perseveratopnen, Stereotypien, phonematische und semantische Neologismen, Sprachanstrengung

Darüber hinaus werden **Nichtstandard-Aphasiesyndrome** unterschieden. Dazu zählen die transkortikalen Aphasien und die Leitungsaphasie.

Charakteristisch für alle **transkortikalen Aphasien** sind herausragend gute Nachsprechleistungen. Alle anderen Modalitäten sind mehr oder weniger stark beeinträchtigt.

Es werden die transkortikal-motorische und die transkortikal-sensorische Aphasie unterschieden. Liegt der Schwerpunkt der Störung in der Spontansprache bei gut erhaltenem Sprachverständnis liegt eine transkortikal-motorische Aphasie vor. Im umgekehrten Fall, bei flüssiger Spontansprache und schlechtem Sprachverständnis, spricht man von einer transkortikal-sensorischen Aphasie. Bei einer gemischt-transkortikalen Aphasie sind die Spontansprache und das Sprachverständnis gleichermaßen betroffen. Die Kommunikation ist mittelgradig bis leicht gestört (Huber et al. 2013).

Das umgekehrte klinische Bild bietet die **Leitungsaphasie**, deren Leitsymptome das herausragend gestörte Nachsprechen mit phonematischen Paraphasien und Suchverhalten und teils stark reduzierte verbale Merkspanne sind. Dabei ist der Sprachfluss ist unauffällig, aber häufig zeigen sich phonematisches Suchverhalten und Satzabbrüche. Insgesamt ist die Kommunikation mittelgradig gestört.

Individualansatz

In den 1980er Jahren entwickelte sich in England die kognitive Neuropsychologie. Diese neue Disziplin verfolgte das Ziel, theoretische Modelle und methodische Werkzeuge der kognitiven Psychologie und Psycholinguistik zu nutzen, um Störungen kognitiver Fähigkeiten zu verstehen und beschreiben zu können (Stadie/Schröder 2009). Bahnbrechend war dieser Forschungsansatz für die Rehabilitation kognitiver Störungen. Basierend auf den theoretischen Annahmen über die kognitive Architektur des Gehirns wurden therapeutische Methoden für die klinische Versorgung entwickelt und erprobt (Howard/Hattfield 1987). Zwei zentrale Annahmen dieser kognitiv orientierten Therapiemethoden lassen sich wie folgt zusammenfassen. Die Therapieinterventionen basieren auf einem kognitiven Verarbeitungsmodell z.B. dem Logogen-Modell (Abb. 5). Die kognitive Störung wird durch eine in diesem Modell dargestellte funktionale Läsion und die individuellen Verarbeitungsstrategien des Patienten beschrieben (Stadie/Schröder 2009).

Der Individualansatz orientiert sich bei der Einteilung der Aphasie an einer theoriegeleiteten Interpretation des Störungs- und Leistungsprofils jedes einzelnen Patienten.

2.4 Abgrenzung der Aphasie zu anderen Kommunikationsstörungen

Dysarthrophonie

Eine Dysarthophonie kann durch eine links- oder rechtshemisphärische Läsion verursacht werden. Sie ist die am häufigsten auftretende, neurogene, Sprechstörung (Baumgärtner/Staiger 2020). Die Symptomatik ist durch sensomotorische Einschränkungen der Atem-, Stimm- und Artikulationsorgane gekennzeichnet. Folgende Symptome können bei einer Dysarthrophonie auftreten: Störungen der Stimmgebung, Hypernasalität, Lautentstellungen und Lautfehler (Nebel/Deuschl 2017). Aufgrund der teilweise erheblich eingeschränkten Verständlichkeit der betroffenen Patienten können Teilhabe und Kommunikationsfähigkeit sehr beeinträchtigt sein.

Sprechapraxie

Die Sprechapraxie tritt als Folge einer linksseitigen Läsion im Versorgungsgebiet der A. cerebri media auf. Hierbei sind die Hirnregionen betroffen, die in der Nachbarschaft des Broca-Areals liegen. Dazu zählen der prämotorische Kortex, die angrenzenden Regionen des frontalen Operculums, die Inselrinde und das darunter liegende Marklager (Ziegler et al. 2020). Vorsichtigen Schätzungen zufolge tritt bei mehr als einem Drittel der vaskulären Aphasien eine begleitende Sprechapraxie auf (Ziegler et al. 2020).

Bei einer Sprechapraxie ist die Programmierung von Sprechbewegungen gestört. Dabei treten insbesondere phonologische Fehler als Umstellungen, Auslassungen, Hinzufügen oder Vertauschungen auf. Im Gegensatz zu phonematischen Paraphasien bei einer Aphasie sind sprechapraktische Fehler zumeist durch geringfügige Einschränkungen von Lautfehlern gekennzeichnet (Baumgärtner/Staiger 2020). Typisch für die Sprechapraxie sind Suchbewegungen, Iterationen oder Sprechanstrengung, die sich vor allem durch silbisches oder skandierendes Sprechen mit ausgeprägter Selbstkorrektur zeigt.

Kommunikationsstörungen bei Demenz

Die klinische Symptomatik der Demenz wird als Überbegriff für unterschiedliche Formen der Demenz verwendet. Je nach Demenztyp sind unterschiedliche Gehirnareale von einer Atrophie betroffen, die wiederum andere kognitive Einschränkungen zur Folge hat. Diese Störungen beginnen schleichend und schreiten so weit voran, dass sie den Alltag der Betroffenen massiv beeinträchtigen. Der am häufigsten auftretende Demenztyp ist die Alzheimer Demenz, bei der Sprach- und Kommunikationsstörungen besonders typisch sind. Es treten andere Störungen nonverbaler Fähigkeiten wie z.B. Gedächtnis, Aufmerksamkeit, Orientierung, logisches Denken sowie planvolles Handeln auf. Auffällig sind Veränderungen des Antriebs und der Affektkontrolle.

Demenzbedingte, primär progressive Aphasien sind hinsichtlich ihrer Symptomatik und therapeutischen Vorgehensweise von den vaskulär bedingten Aphasien abzugrenzen. Eine Unterscheidung zwischen Aphasie nach Schlaganfall und Aphasie nach Demenz kann durch Verweise auf neurophysiologische Ursachen und klinische Symptomatik getroffen werden (Montembeault et al. 2018; Abel/Lange 2014).

Ein andere Klasse von sehr seltenen demenziellen Syndromen ist die primär progressive Aphasie (PPA) (Nickels/Croot 2015), die sich als eine fortschreitende Sprachstörung infolge fokaler Degenerationen sprachrelevanter Hirnareale zeigt (Mesulam 1987). Typische Symptome sind bei dieser Form der Demenz eine langsam fortschreitende Störung der Sprache bei relativ guten nonverbalen Fähigkeiten. Die sprachliche Symptomatik bei einer PPA zeichnet sich durch drei unterschiedliche Symptom-Varianten aus:

(1) Agrammatische (nicht-flüssige) Variante → eine Störung in der Grammatik und/oder eine flüssige Spontansprache mit Sprechanstrengung
(2) Semantische Variante → Verlust der semantischen Fähigkeiten, insbesondere beim Benennen und Verstehen von Wörtern und Objekterkennung
(3) Logopenische Variante → Wortfindungsstörungen, Störungen des Nachsprechens von Sätzen/Phrasen

Diagnostik bei demenzbedingter Aphasie

Ärztliche Diagnostik
Verschiedene Verfahren für eine medizinische Diagnostik können bei Verdacht auf eine Demenz eingesetzt werden. Hausärzte oder Neurologen überprüfen dabei Sprach-, Gedächtnis-, Orientierungs- und Verhaltensleistungen.

Logopädische Diagnostik
Derzeit gibt es leider noch keine passende Sprachdiagnostik, um die demenzbedingten Aphasien angemessen einordnen zu können (Rabitsch 2020). Oft wird aus diesem Grund auf klassische Tests bei Aphasie zurückgegriffen, die allerdings für das Störungsbild nicht validiert sind. Folgende sprachliche Ebenen und linguistische Daten sollten untersucht und erhoben werden (Tab. 3) (Gutzmann/Brauer 2007):

- Spontansprache mit hohem und niedrigem Freiheitsgrad (z.B. Aachener Spontansprachanalyse; Bildbeschreibung z.B. Cookie-Theft-Picture Test Kaplan et al. 1983)
- Spezifische Sprachproduktion:
  - Benennen (Wörter nach Frequenzen geordnet z.B. LEMO)
  - Wortflüssigkeit (Regensburger Wortflüssigkeits-Test RWT)
  - Nachsprechen nach Länge und Komplexität sortiert (LEMO, AAT, Hierarchische Wortlisten)
  - Objekte beschreiben
  - Satzproduktion mit Präpositionen
- Sprachverstehen:
  - in der Situation im Dialog (Anamnese)
  - strukturiert auf Wort-, Satz- und Textebene (Untertests AAT, LEMO, Zeitungsartikel)
- Lesen und Schreiben:
  - lautes Lesen von Wörtern
  - Schreiben des eigenen Namens und der Adresse
  - Diktat von Wörtern und Sätzen (z.B. AAT)
- Nichtsprachliche (nonverbale) Kommunikation: Mimik und Gestik
- Schlucken
- Stimme und Atmung

In der Anamnese sollten folgende Fragen abgeklärt werden:

- Ist es zu einem sprachlichen Rückzug gekommen?
- Werden Gespräche seit einiger Zeit eher vermieden oder früher als gewohnt beendet?
- Ist der „Rote Faden“ im Gespräch erkennbar?
- Sind Gesprächsinhalte weitschweifig und wenig zielführend? Bzw. wird unangemessen geantwortet?
- Können Themen gewechselt werden?
- Bestehen Wortfindungsprobleme?
- Entstehen häufige Missverständnisse mit den Gesprächspartnern?
- Ist Lesen und Schreiben deutlich reduziert oder wird sogar aufgegeben?

Sehr wichtig ist zu untersuchen, ob neben der Sprachstörung weitere kognitive Defizite in der Therapie zu berücksichtigen sind (Utianski 2020). Dazu zählen Aufmerksamkeitseinschränkungen, Agnosien, Antriebsstörungen.

Grundsätzlich basiert die Behandlung der Demenz auf drei Säulen:

1. Medikation durch behandelnden Arzt/Ärztin.
2. Therapeutische Behandlungen dazu zählen: Logopädie/Sprachtherapie, Ergotherapie, Physiotherapie Musiktherapie.
3. Beratung der Angehörigen und des Pflegepersonals

Therapie bei demenzbedingter Aphasie

Die Fähigkeit zur Kommunikation ist grundlegend, um am gesellschaftlichen Leben teilhaben zu können und somit die eigene Identität und Lebensqualität zu wahren. Das zentrale Ziel der Logopädie/Sprachtherapie bei einer demenziell bedingten Sprachstörung ist es, die vorhandenen kommunikativen und sprachlichen Kompetenzen sowie die Selbstständigkeit und die Lebensqualität der Betroffenen so gut und so lange wie möglich zu erhalten. Die Therapie baut auf den noch vorhandenen Ressourcen des Patienten auf (Utianski 2020). Das Einüben von Kommunikationsstrategien und damit der Erhalt der Dialogfähigkeit im Alltag ist das wichtigste Ziel einer logopädischen Therapie bei demenziell bedingten Sprachstörungen.

Die Inhalte und Maßnahmen der Therapie orientieren sich an international anerkannten Therapierichtlinien (z.B. ICF-Kriterien, den Leitlinien der Fachgesellschaften für Allgemeinmedizin, Neurologie, Aphasie (z.B. Deutsche Gesellschaft für Allgemeinmedizin und Familienmedizin (DEGAM 2020) sowie den Vorgaben der Krankenkassen und Ärzteschaft (Heilmittelrichtlinien).

Im Rahmen der Logopädie/Sprachtherapie mit demenziell erkrankten Patienten kommen verschiedene Therapiemethoden zum Einsatz. Vorrangiges Ziel ist es, Strategien und Hilfen für erfolgreiche Gespräche zu erarbeiten. Anhand von gezielten Übungen werden die Dialogfähigkeit, Wortfindung, Lesen und Schreiben geübt. Die Kommunikationsfähigkeit kann durch ein therapeutisches Leiten eines Gespräches zur Sicherung des roten Fadens geübt werden. Auch helfen nonverbale und verbale Strategien bei Wortfindungsstörungen in der Alltagskommunikation. Biografische Gedächtnisinhalte werden in Sprache umgesetzt, um den Erhalt der eigenen Identität zu stärken. Lese- und Schreibübungen sowie Textverständnisübungen tragen zur Aufrechterhaltung der Lese- und Schreibkompetenz bei.

Hierzu können beispielsweise die folgenden Konzepte und Methoden eingesetzt werden:

- KODOP (nach Steiner 2010: Ressourcenorientiertes Training für gesprochene und geschriebene Sprache)
- ASTRAIN (nach Köpf 2001: Aktivierendes Sprachtraining für leichte bis mittelschwere Demenz)
- TANDEM (nach Haberstroh et al. 2006: Kommunikationstraining für Angehörige)
- IVA (nach Richards 2016: Wertschätzende Kommunikation)
- Biografisch orientiertes Kommunikationstraining

Die Inhalte der Therapie werden kontinuierlich und individuell auf die Veränderungen des Schweregrads der Erkrankung abgestimmt. In die Therapie werden die Angehörigen einbezogen und angeleitet, um die Kommunikation im Alltag bestmöglich zu unterstützen. Die interprofessionelle Zusammenarbeit mit anderen Fachdisziplinen (z.B. Medizin, Pflege, Psychologie) ist ein wichtiger Bestandteil der Therapie.

Beratung Angehörige

Die Beratung und Aufklärung der Angehörigen und der Pflege ist ein unverzichtbarer Bestandteil jeder Therapie (Steiner 2017). Die Inhalte der Angehörigenberatung umfassen folgende Inhalte. Basierend auf der genauen Diagnose werden die Angehörigen über das Krankheitsbild und seine Prognose aufgeklärt. Es werden mögliche Therapieansätze vorgestellt und ein Zeitplan für die Dauer und Frequenz der Therapie besprochen. Besonders effektiv sind Intervalltherapien, die zeitlich begrenzt mit wöchentlich mindestens zwei Therapien durchgeführt werden (Fröschl et al. 2015). Im frühen Stadium der Erkrankung sind tägliche Therapien besonders wirksam.

Für Angehörige kann es hilfreich sein, wenn sie Kontaktzeiten angeboten bekommen, in denen sie sich an die Therapeutin/Therapeuten bei Problemen wenden können.

Fallbeispiel Primär progressive flüssige Aphasie

Frau M. (Jahrgang 1969), verheiratet, ohne Vorerkrankungen, keine Kinder, arbeitet als leitende Oberärztin in einer großen Klinik. In ihrer Familie sind vermehrt Fälle von Demenz aufgetreten. Beide Eltern sind an Alzheimer Demenz verstorben. Sie berichtet in der Anamnese von ihren sprachlichen Auffälligkeiten, die ihr von Kolleginnen und Kollegen und der eigenen Familie zurückgemeldet werden. Dazu zählen Wortfindungsstörungen, ihre Sätze würden grammatikalisch nicht immer richtig gebildet, der roten Faden in Gesprächen sei oft nicht erkennbar. Diese Probleme zeigen sich nach Aussage der Kolleginnen auch in der Schriftsprache. Medizinische Untersuchungen zur Abklärung einer Aphasie bzw. beginnenden Demenz sind unauffällig. In kognitiven Tests zu Aufmerksamkeit, Gedächtnis, Visuokonstruktionen und Exekutivfunktionen erreicht die Patientin altersentsprechende Ergebnisse.

Frau M. zeigt sich verwundert über die Rückmeldungen ihrer Umgebung, da sie selbst keine sprachlichen Veränderungen an sich festgestellt hat. In ihrem Verhalten zeigt sie leichte Auffälligkeiten im Gesprächsverhalten. Sie stellt etwas zu direkte persönliche Fragen und redet unstrukturiert.

Die logopädische Diagnostik ergibt keine sprachlichen Auffälligkeiten in standardisierten Aphasietests. Im Regensburger Wortflüssigkeitstest / „Nennen Sie mir möglichst viele Wörter, die mit dem Buchstaben S beginnen" zeigen sich in allen Untertests altersnormierte Einschränkungen in der Wortflüssigkeit. Die Auswertung der Spontansprachanalyse und einer Bildbeschreibung (Cookie Theft-Picture Test von Kaplan et al. 1983) ergibt Wortfindungsstörungen und Auffälligkeiten in der logischen Strukturierung von Sprachinhalten. Diese Probleme zeigen sich auch im Schreiben von kurzen Texten. Ebenfalls zeigen sich sehr große Einschränkungen im Verstehen der Bedeutung von Redewendungen, Sprichwörtern und abstrakten Begriffen wie z. B. Lebenstraum und Klimawandel.

Aufbauend auf diesen Befunden sind Inhalte und Ziele der Sprachtherapie das sprachsystematische Üben der Wortfindung, Üben einer strukturierten Beschreibung von Sprichwörtern (z. B. Wer rastet, der rostet; Hochmut kommt vor dem Fall) und Redewendungen (z. B. dicke Bretter bohren; mir fällt ein Stein vom Herzen). Alle Übungen werden durch Audioaufnahmen und/oder direkte Rückmeldungen zu den Sprachleistungen begleitet, um die Eigenwahrnehmung der Patientin zu schulen. Die Atmosphäre in der Therapie ist grundsätzlich positiv wertschätzend, indem ganz besonders die sehr gut erhaltenen kognitiven Fähigkeiten hervorgehoben und positiv bewertet werden. Diese positive Verstärkung ist angesichts der zunehmend deprimierten Stimmung der Patientin sehr wichtig.

Kognitive Kommunikationsstörungen

Kognitive Kommunikationsstörungen (KoKoS) werden auch als sekundäre Aphasien, „pragmatic aphasia" oder nicht-aphasische Sprach- bzw. Kommunikationsstörungen (Prigatano et al. 1985) bezeichnet. 2006 führte Heidler die Bezeichnung der kognitiven Dysphasie ein, um deutlich hervorzuheben, dass eine neuropsychologische Grundstörung die Ursache für die Sprachstörung ist. Ein alternativer Begriff ist „kognitive Kommunikationsstörung", da die meisten Symptome nicht die Sprache, sondern die Kommunikation betreffen (Regenbrecht/Guthke 2017; Greitemann/Küst 2017; Büttner 2016).

Die sehr heterogene Symptomatik einer kognitiven Kommunikationsstörung zeigt sich insbesondere durch pragmatisch-kommunikative Beeinträchtigungen und auffälliges Gesprächsverhalten (Büttner/Glindemann 2019). Kognitive Kommunikationsstörungen treten nach Schädigungen der rechten Hemisphäre, des Frontalhirns oder auch im Zusammenhang mit psychiatrischen oder demenziellen Erkrankungen auf. Ursachen sind Schädel-Hirn-Traumen und zerebrale Durchblutungsstörungen in frontalen oder rechtshemisphärischen Arealen. Erkrankungen mit schubförmigem Verlauf (z.B. Multiple Sklerose) oder mit progredientem Verlauf (z.B. Morbus Parkinson, Hirntumore, Demenzen) können ebenfalls als Folge zu kognitive Kommunikationsstörungen führen (Büttner 2016).

3 Medizinische Grundlagen

3.1 Lokalisation der Sprache im Gehirn

Kurzer historischer Überblick

Die Fähigkeit zur Sprache ist eine sehr beindruckende spezifische menschliche Errungenschaft, die uns neben unserer Kultur und der Fähigkeit des logischen Denkens von Tieren unterscheidet (Herrmann/Fiebach 2004). Sie umfasst die Erkennung von Wörtern im Bruchteil einer Sekunde sowie die Kombination dieser Wörter anhand grammatischer Regeln, die es ermöglicht, eine prinzipiell unbeschränkte Anzahl von Bedeutungen zu kommunizieren. Diese Fähigkeiten der Sprachverarbeitung sind Leistungen des Gehirns.

Der Ursprung der Sprache gilt als eine der großen Fragen der Menschheit, die in den unterschiedlichen Schöpfungsmythen aufgegriffen und mit dem Beginn der Aufklärung wissenschaftlich aus linguistischer und medizinischer Sichtweise untersucht wurde.

Im Jahr 1769 stellte die Berliner Akademie für Wissenschaften in einem öffentlichen Wettbewerb die Frage: Sind die Menschen, wenn sie ganz auf ihre natürlichen Fähigkeiten angewiesen sind, imstande, die Sprache zu erfinden? Und mit welchen Mitteln gelangen sie aus sich heraus zu dieser Erfindung? Johann Gottfried Herder gewann mit seiner „Abhandlung über den Ursprung von Sprache“ (Herder 1772) den ersten Preis. Seine Annahme war, dass die ersten Worte den Lauten von Tieren nachempfunden wurden.

Die bis heute wissenschaftlich viel untersuchte Frage, welche Hirnstrukturen für die Sprache verantwortlich sind, reicht ebenfalls bis ins 17. Jahrhundert zurück. Aus dieser Zeit stammen die ersten klinischen Beschreibungen einer Sprachstörung. Aus dem 18. Jahrhundert stammt die Vorstellung, dass es analog zu anderen Organen auch ein Sprachorgan gebe. Das damalig vorherrschende neuroanatomische Modell, die Phrenologie, begründet von F.G. Gall, ging davon aus, dass dieses Sprachorgan direkt hinter den

Augen lokalisiert sei. Nach unserer heutigen Terminologie im interior-anterior Frontal- bzw. Schläfenlappen.

In der ersten Hälfte des 19. Jahrhunderts entstand das Konzept der funktionellen Neuroanatomie. Hierbei werden kognitive Funktionen auf der Basis wissenschaftlich anerkannter Methoden umschriebenen anatomischen Strukturen des menschlichen Gehirns zugeordnet. Eine der ältesten, und bis heute angewandten, Methoden der funktionellen Neuroanatomie ist der **Läsions-Defizit-Ansatz**.

Zeigt ein Patient ein spezifisches kognitives Defizit (z.B. Gesichter können nicht erkannt werden – Prospagnosie), ist die geschädigte Hirnregion für diese eingeschränkte Funktion zuständig. Basierend auf dieser Grundannahme postulierte der Neurologe Pierre Paul Broca in den 60er Jahren des 19. Jahrhunderts das erste Sprachzentrum im Gehirn. Er stellte einen Patienten vor, der eine sehr schwere Störung der Sprachproduktion zeigte (Schiller/Broca 1992). Sein als „Monsieur Tan“ bekannt gewordener Patient konnte nach Schädigung des linken unteren Frontallappen Areals nur noch die Silbe / tan / produzieren. Dieses Störungsbild entspricht dem Syndrom einer globalen Aphasie mit flüssig gesprochenen Automatismen (Huber et al. 2006).

Nach dem Tod des Patienten obduzierte Broca dessen Gehirn und stellte eine ausgeprägte Läsion im linken Frontallappen nach der Sylvischen Furche fest. Aus diesem Befund leitete Broca ab, dass dieses Hirnareal im linken Frontallappen nahe der Sylvischen Furche für die Lautsprache verantwortlich ist und dass die linke Großhirnhemisphäre die sprachdominante Hemisphäre ist.

1874 entdeckte der Neurologe und Psychiater Carl Wernicke ein weiteres Sprachzentrum in der linken Hirnhälfte, das nach ihm benannte Wernicke-Areal, sowie eine Faserverbindung zwischen beiden Zentren (Fasciculus arcuatus).

Seine Studien auf anatomischer Basis anhand von Krankenberichten und Autopsie-Ergebnissen von Schlaganfallpatienten beschrieben, dass Schädigungen in dieser Hirnregion Störungen des Sprachverständnisses zur Folge hatten (Wernicke 1874).

Anfang des 20. Jahrhunderts war es dem deutschen Arzt und Neuroanatom Korbinian Brodmann zu verdanken, dass das Wissen über die Neuroanatomie der Hirnrinde fundamental erweitert wurde. Auf Grundlage akribischer zytoarchitektonischer Studien erkannte Brodmann, dass die Großhirnrinde Felder unterschied-

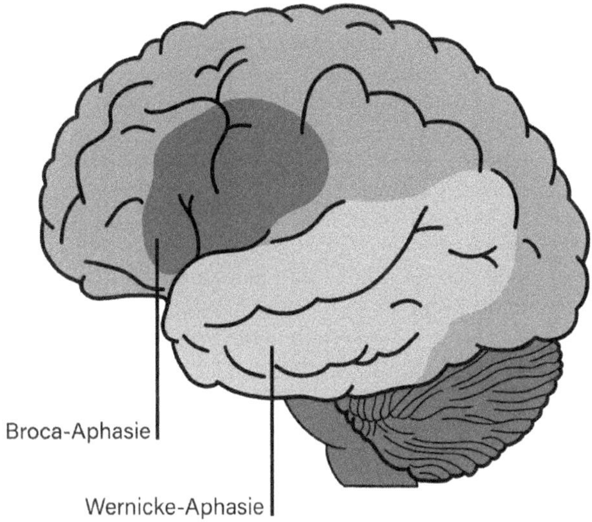

Abb. 1: Aphasiesyndrome. Quelle: Antonia Bischke

licher zellarchitektonischer Beschaffenheit aufweist, und er vermutete bereits, dass sich diese neuromorphologische Kartierung auch in funktionellen Charakterisierungen der jeweiligen Areale widerspiegeln müsste. Er entwickelte eine vielzitierte, schematisierte Hirnkarte (Brodmann 1909), die den Neokortex aufgrund einer mikroskopischen Analyse histologischer Schnitte in eine Vielzahl zytoarchitektonischer Areale einteilte. Diese Karte nahm keinen Bezug auf die von Broca und Wernicke definierten Sprachzentren.

Die Brodmann-Areale BA 44 und BA 45 entsprechen zusammen dem für die Sprachverarbeitung so wichtigen Broca-Areal, das BA 22 entspricht dem Wernicke-Areal.

Ein weiterer Erklärungsansatz, der gegen die Lokalisation von Sprachzentren im Gehirn argumentierte, wurde von dem in Russland geborenen und in der Schweiz praktizierenden Arzt Constantin von Monakow (1830–1930) entwickelt. Er stellte die Diaschislehre vor, deren Grundannahme ist, dass aphasische Symptome nicht nur auf umschriebenen Hirnläsionen beruhen, sondern auf weitere funktionell beeinträchtige Hirnareale zurückzuführen sind (von Monakow 1905).

Nach seiner Theorie entstehen Aphasien durch lokal begrenzte Hirnläsionen und vorübergehende funktionelle Beeinträchtigungen anderer Hirnregionen. Seine Grundannahmen sind in neuen Theorien über neuronale Prozesse der Spracherholung integriert (Stockert/Saur 2017).

Die Erforschung der Sprache im Gehirn ist ein langer Weg gewesen (Noth 2005). In den Anfängen der Hirnforschung konnten mentale Prozesse im gesunden Gehirn nur durch chirurgische Eingriffe untersucht werden. Oft vergingen viele Jahre zwischen der klinischen Beschreibung der Defizite des Patienten und der genauen Bestimmung der Lokalisation der Läsion.

Die Entwicklung der funktionellen Bildgebung in den letzten zwei Dekaden eröffnete neue Wege zur Erforschung der grundlegenden funktionellen Neuroanatomie der Sprache im lebenden Gehirn (s. für einen detaillierten Überblick Friederici 2012; Pöppel/Krause 2005). Neben der schnellen Lokalisation des Läsionsortes ermöglichen diese Methoden die Korrelation struktureller Veränderungen der neurophysiologischen Defizite. Bei den bildgebenden Methoden werden strukturelle und funktionelle Verfahren unterschieden.

Funktionale Anatomie des Gehirns

Die Hirnrinde (*Kortex*), deren Oberfläche durch Furchen (*Sulci*) und Windungen (*Gyri*) strukturiert ist, wird in vier sog. Hirnlappen eingeteilt:

- Stirnlappen (*Lobus frontalis*)
- Scheitellappen (*Lobus parietalis*)
- Schläfenlappen (*Lobus temporalis*)
- Hinterhauptslappen (*Lobus occipitalis*)

Die wichtigsten Furchen, die den Kortex gliedern, sind die Roland'sche Furche (*Sulcus centralis*) und die Sylvische Furche (*Sulcus lateralis, Fissura Sylvii*). Die Gyri tragen topographische Bezeichnungen, nach ihrer Lage zu den Hauptfurchen oder nach Zugehörigkeit und Lage innerhalb der Hirnlappen.

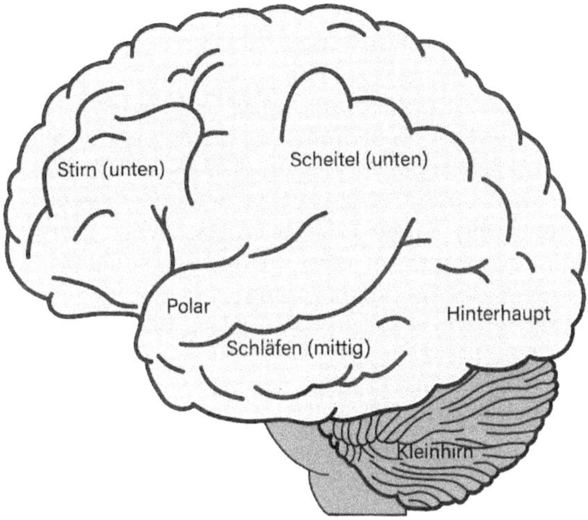

Abb. 2: Einteilung des Kortex in Lappen. Quelle: Antonia Bischke

Bildgebende Methoden

Die **kranielle Computertomografie** (CT) ist mittlerweile ein Verfahren, das routinemäßig zum Einsatz kommt. Hierbei handelt es sich um eine Emission von Röntgenstrahlen, die das Hirngewebe durchdringen und auf diesem Wege die Hirndichte messen. Gewebe mit einer verminderten Dichte (hypodense Strukturen) werden auf einem Standard-CT schwarz erscheinen. Gewebe mit einer erhöhten Dichte (hyperdense Strukturen) wie zum Beispiel die Kalotte zeigen sich als weiße Abbildung. Zwischen diesen beiden Extremen nimmt das Nervengewebe unterschiedliche Färbungen von Grautönen an. Der Computer berechnet die unterschiedlichen Stufen der Grautöne und stellt sie grafisch als Schichtbild dar.

Ischämisch bedingte Hirninfarkte, welche die häufigste Ursache für Aphasien sind, können eher selten direkt oder wenige Stunden nach dem Ereignis erkannt werden. In den meisten Fällen zeigt sich das ganze Ausmaß der Hirnschädigung im Laufe einiger Tage. Bis zu 5 % aller ischämischen Hirninfarkte lassen sich während des gesamten Krankheitsverlaufs nicht im CT oder nur mit Hilfe von Kontrastmittel im CT nachweisen (Radü et al. 1987).

Die **Magnetresonanztomografie** (MRT oder MRI) bezeichnet die Kernspintomografie. Sie beruht darauf, dass sich viele atomare Kerne, insbesondere die Protonen des Wasserstoffatoms, in einem ausgeprägten magnetischen Feld zu einer Seite hinwenden. Im MRI werden mittels eines elektromagnetischen Impulses diese Kerne kurz beschallt, um diese in ihrer Ausrichtung zu stören. Während die Kerne nach dem Impuls wieder in ihre ursprüngliche Position zurückkehren, senden sie Radiowellen aus. Diese werden von einem Computer registriert und in horizontale und vertikale Schichtbilder umgewandelt. In den MRI-Aufnahmen sind diese Schichten das Ergebnis der Resonanzen von Wasserstoffprotonen, die in verschiedener Dichte in den unterschiedlichen Hirnstrukturen vorkommen.

Das MRI hat den großen Vorteil, dass ein ischämischer Infarkt innerhalb von 45 Minuten nach dem Krankheitsereignis sichtbar ist.

Funktionelle Verfahren

Funktionelle Verfahren basieren auf der Vorstellung, dass eine erhöhte neuronale Aktivität in einer spezifischen Hirnregion mit stärkeren physiologischen Merkmalen verbunden ist. Zu diesen Merkmalen zählen der lokale zerebrale Blutfluss, der lokale Zuckeraustausch und der lokale Sauerstoffverbrauch. Die Verfahren gehören nicht zum Standardprogramm der Neurologie, weil sie mit hohen Kosten verbunden sind.

Bei der **Positronen-Emissions-Tomografie** (PET) werden minimale radioaktive Strahlungen gemessen, indem Probanden vor der Untersuchung eine sehr schwache radioaktive Substanz ins Blut injiziert wird. Die Dosierung ist so minimal, dass gesundheitliche Schäden ausgeschlossen werden. Die Funktion einer Hirnregion wird bei der Methode der PET dadurch definiert, dass bei unterschiedlichen mentalen Aktivitäten die gemessenen Aktivierungsbilder miteinander verglichen werden. Eine der ersten Studien zur Wortverarbeitung wurde von Posner/Raichle 1994 durchgeführt, die das passive Wahrnehmen von Wörtern mit einer anderen experimentellen Bedingung, wie die Generierung von Verben zu Substantiven, verglichen.

Bei der **funktionellen Kernspintomografie** (fMRT) werden winzige Änderungen im magnetischen Feld im Blut sichtbar gemacht: Wenn ein Bereich des Gehirns aktiv ist, erhöht sich dort der Blutfluss in den Gefäßen und der venöse Sauerstoffgehalt sinkt. Da sauerstoffreiches und sauerstoffarmes Blut unterschiedliche magnetische Eigenschaften haben, kann man die Hirnaktivität durch den sogenannten BOLD-Effekt (Blood Oxygen Level Dependent) mit der Magnetresonanztomografie messen. (Pöppel/Krause 2005).

Eine erhöhte neuronale Hirnaktivität in einer spezifischen Hirnregion bedingt, dass sich der Sauerstoffbedarf der Zellen erhöht. Die Zellen werden mit Blut versorgt. Da die Zellen den gesteigerten Sauerstoffgehalt nicht vollständig verbrauchen können, steigt der Sauerstoffgehalt in den Hirnregionen an. Im fMRT wird dieser Sauerstoffanteil gemessen und in Schichtbildern dargestellt. Sehr oft wird die fMRT verwendet, um die Bereiche im Gehirn zu lokalisieren, in denen die Sprache, die Bewegung von Händen und Beinen und das Sehen gesteuert werden.

Der große Vorteil dieses Verfahrens ist, dass keine radioaktiven Isotope notwendig sind und die fMRT-Aufnahmen mit strukturellen MRI kombiniert werden können. Anhand dieser Kombination ergeben sich präzise Lokalisationen von neuronaler Aktivität.

Allerdings können diese korrelativen Ansätze die funktionelle Relevanz der sprachrelevanten kortikalen Netzwerke nicht ausreichend darstellen (Sparing et al. 2005). Eine ergänzende Möglichkeit der Überprüfung ist die Interferenzmethode **transkranielle Magnetstimulation** (TMS), die eine nicht-invasive, schmerzlose, neurophysiologische Technik darstellt. Diese Technik kann die Funktion kortikaler Hirnareale vorübergehend beeinflussen und die Leistung bei sprachlichen Aufgaben kurzzeitig sowohl verbessern als auch verschlechtern. Sie hat den großen Vorteil, dass sie den akuten Einfluss von kortikalen Funktionsstörungen auf die Leistung bei sprachlichen Aufgaben untersuchen kann. Damit können die auftretenden Reorganisationsprozesse bei Patienten nach einer Hirnschädigung umgangen werden (Sparing et al. 2005).

Seit der Einführung der TMS 1985 konnten zahlreiche TMS-Untersuchungen wichtige Erkenntnisse bei der Erforschung sprachlicher Hirnfunktionen liefern. Bislang konnte ein klinischer Einsatz von TMS bei Patienten mit einer Sprachstörung nicht umgesetzt werden (Sparing et al. 2005).

Bildgebende Methoden wie die MRT haben viel dazu beigetragen, dass wir heute ein weitaus besseres Verständnis der an der Sprachverarbeitung beteiligten Hirnstrukturen haben.

Trotz der enormen Fortschritte mittels schmerzfreier und nichtinvasiver Techniken, die Neuroanatomie des Gehirns und die funktionelle Relevanz von sprachlichen Netzwerken zu untersuchen, ist die funktionelle Architektur der Sprache und Sprachstörungen sowie die Reorganisation von Sprache bei Aphasie immer noch nicht vollständig verstanden (Saur 2017; Abel et al. 2014).

Hemisphärendominanz

Das menschliche Gehirn ist in zwei überwiegend symmetrische Hälften unterteilt. Diese werden als Hirnhemisphären bezeichnet. Trotz ihrer anatomischen Symmetrie sind die Funktionsweisen des Gehirns bezogen auf ihre Fähigkeiten unterschiedlich in den beiden Hemisphären verankert. Hemisphärendominanz bezeichnet die Dominanz der linken oder rechten Gehirnhälfte bei verschiedenen kognitiven Leistungen. Diese Lateralisierung des Gehirns wurde durch klinische Untersuchungen an Personen, bei denen chirurgische Hirneingriffe nötig waren, und kognitive und sprachliche Auffälligkeiten, die aufgrund von Hirnverletzungen auftraten, bestätigt. So konnten beispielweise Untersuchungen mit Patienten mit Sprachstörungen nachweisen, dass linkshemisphärische Läsionen weit öfter als rechtshemisphärische Läsionen zu Störungen der Sprachverarbeitung führen.

Zur Ausbildung des Sprachzentrums in der linken Hemisphäre kommt es im Verlauf der Hirnreifung. Das Sprachzentrum setzt sich aus verschiedenen sprachrelevanten Hirnarealen zusammen, die alle im Versorgungsgebiet der linken A. cerebri media liegen. Die Hemisphärendominanz für Sprache scheint sich aus der grundlegenden bilateralen Sprachfunktion zu entwickeln, der Protosprache (Corballis 1991; Saur et al. 2005).

Es wird angenommen, dass die Protosprache ein angeborenes universales System ist, welches die Anwendung von sprachlichen Zeichen und deren Verknüpfung miteinander ermöglicht. Vergleichbar mit der biologisch angelegten Ausprägung von Sprachdominanz ist die Fähigkeit, eine formal hochkomplexe Muttersprache weitgehend unbewusst zu erwerben und Sprache rapide und automatisiert multimodal zu verarbeiten.

Im Laufe der Hirnreifung kommt es zu einer funktionalen Lateralisation, darunter versteht man, dass homologe Hirnareale der linken und rechten Hemisphäre entweder gänzlich andere Funktionen ausüben oder bestimmte Funktionen unterschiedlich effizient verarbeiten. Für Sprachfunktionen wurde eine solche linksseitige Dominanz schon früh vermutet, da aus klinischen Beobachtungen hervorging, dass Aphasien überwiegend nach linksseitigen Hirnschädigungen auftreten.

Ein weiterer Beleg für die linkshemispärische Lokalisation von Sprache ist, dass schätzungsweise 94–98 % der Menschen eine linksseitige Sprachdominanz aufweisen (Branche et al. 1964). Ausgehend davon, dass ca. 64 % der Bevölkerung als konsistente Rechtshänder, 33 % als Beidhänder und nur 4 % als konsistente Linkshänder klassifiziert werden können (Annett 1985), bedeutet dies, dass auch bei den meisten Linkshändern, ebenso wie den Rechtshändern, die sprachrelevanten Areale in der linken Hemisphäre lokalisiert sind.

Untersuchungen am Gehirn, wie der **intrakarotidale Amobarbital-Test (Wada-Test)** (Springer/Deutsch 2001), weisen ebenfalls eine linkslaterale Lokalisation von sprachlichen Funktionen nach. Der Wada-Test ermöglicht es, vor neurochirurgischen Eingriffen am Gehirn zu untersuchen, ob die zu operierende Hemisphäre die sprachdominante ist. In eine Halsschlagader wird ein kurzzeitig wirkendes Betäubungsmittel gespritzt und die Patienten werden gebeten, sich weiter mit dem Arzt zu unterhalten. Bei ca. 95 % aller Rechtshänder führt die Betäubung der linken Hirnhälfte zu einem zeitweiligen Ausfall der Sprachfähigkeit. Demgegenüber können sie bei einer Betäubung der rechten Hirnhälfte normal sprechen (Herrmann/Fiebach 2004). Anschließend wird durch eine kurze neuropsychologische Testung geprüft, welche kognitiven und sprachlichen Funktionen betroffen sind.

Nach abgeschlossener Hirnreifung und vollständiger Ausprägung der Sprachdominanz bleiben dennoch elementare und eher ganzheitliche Sprachfunktionen in der nichtdominanten rechten Hirnhemisphäre verfügbar. Dies wurde durch Forschung an Split-Brain-Patienten und Untersuchungen mit gesichtsfeldabhängiger und dichotischer Reizdarbietung (vgl. Zaidel 1998 und Davidson/Hugdahl 1994) nachgewiesen. Split-Brain-Patienten sind Patienten, bei denen die quer verlaufende Faserverbindung zwischen den beiden Großhirnhemisphären (Corpus callosum) getrennt wurde, um die neuronale Erregungsübertragung zwischen den beiden Hemisphären zu unterbrechen. Die Gründe dafür liegen in der Operation selbst: Um an den Balken heranzukommen, müssen angrenzende neuronale Areale zur Seite geschoben werden.

3.2. Neuronale Korrelate der Sprachverarbeitung

Sprachverarbeitung im gesunden Gehirn

Das menschliche Gehirn umfasst die Neuronen, ihre Verbindungen sowie weitere Zelltypen des in der Schädelkalotte gelegenen Teils des Zentralnervensystems. In der Hirnrinde (Kortex, graue Substanz) liegen die Nervenzellkörper und darunter die Nervenfasern (weiße Substanz), welche die Nervenzellen verbinden.

Die Informationsverarbeitung der Nervenzellen des Gehirns findet in der nur Millimeter dicken Hirnrinde statt. Die vielfältigen und komplexen Verknüpfungen der etwa 100 Mrd. Nervenzellen sind es, welche die Leistungsfähigkeit des Gehirns ausmachen. Jede Nervenzelle ist über Nervenenden mit etwa 10.000 anderen Nervenzellen verbunden, und jede dieser Verbindungen ist potenziell dazu in der Lage, die Nervenzelle in ein Netzwerk mit jeweils anderen Nervenzellen einzubinden.

Ein Blick auf das Gehirn zeigt die gefurchte Struktur seiner äußeren Oberfläche (Abb. 3). Die Wülste (Gyri) und Furchen (Sulci) dienen der Oberflächenvergrößerung, sodass der Kortex eine maximale Ausdehnung auf engem Raum erreicht. Jeder Gyrus und jeder Sulcus hat einen eigenen Namen und ist einem definierten Hirnareal zugeordnet. Die dort gebündelten Nervenzellen werden bestimmten Hirnfunktionen zugeordnet. So sind etwa die Hirnareale des Gyrus frontalis inferior (IFG) und des Gyrus temporalis superior (STG) ganz besonders in die Verarbeitung von Sprache eingebunden.

Der IFG ist ein Hirnareal im unteren Bereich des seitlichen Frontallappens. Der linke IFG spielt bei der Verarbeitung syntaktischer und semantischer Informationen eine besonders wichtige

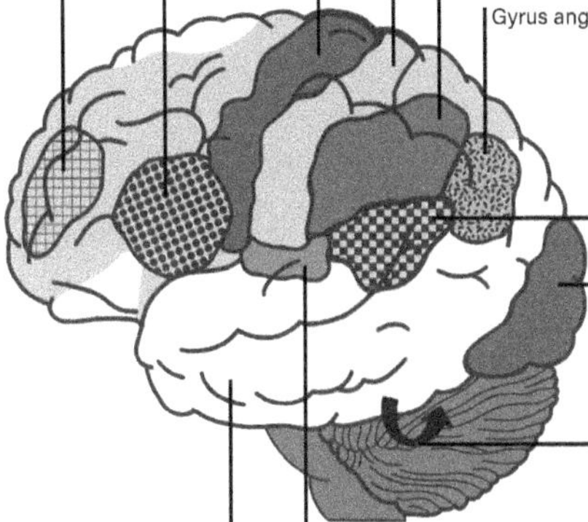

Abb. 3: Sprachliche und sprachassoziierte Areale der linken Hemisphäre. Quelle: Antonia Bischke

Rolle und ist identisch mit dem Broca-Areal. Die Brodmann-Areale BA 44 und BA 45 fallen in den Bereich des IFG.

Der Gyrus temporalis superior (STG) ist ein Hirnareal im oberen Bereich des Temporallappens. Der linke STG deckt den Bereich des Wernicke-Areals ab. Er gilt als wichtiger Teil des linkshemisphärischen Netzwerks.

Wichtig ist es dabei zu verstehen, dass einzelne Hirnregionen nicht einzeln für sich aktiv, sondern in Netzwerke eingebunden sind. Erst diese Vernetzung ist es, welche die Komplexität und Multimodalität hirnfunktioneller Prozesse möglich macht. Die Interaktion der neuronalen Netzwerke des Gehirns trägt zur Leistungsfähigkeit des Gehirns bei. Nervenfaserverbindungen zwischen weiter entfernt liegenden Hirnregionen werden als Fasciculus bezeichnet, die als Axone von Neuronen Informationen über elektrische Impulse übertragen.

Die direkten Verbindungen zwischen dem Broca- und dem Wernicke-Areal des Sprachnetzwerks lassen sich entlang der beiden folgenden Faserverbindungen definieren: Es gibt eine ventrale (untere, bauchwärts gelegene) Verbindung durch das Nervenfaserbündel des Fasciculus inferior frontooccipitalis sowie eine dorsale (obere, rückenwärts gelegene) Verbindung. Diese Verbindung läuft über die Faserbündel des Fasciculus arcuatus (AF) und des Fasciculus longitudinalis superior (SLF) die wichtige Fasciculi des Sprachnetzwerkes sind.

Neue Modelle der Repräsentation von Sprache im Gehirn basieren auf der Annahme, dass die flexible und aufeinander abgestimmte Interaktion verteilter neuronaler Netzwerke die Basis der Sprachproduktion und des Sprachverstehens bildet (Pulvermüller 2018; Poeppel 2014).

Sprachliche Leistungen beruhen nach diesem Verständnis auf einem ausgedehnten sprachspezifischen Netzwerk temporaler, frontaler und parietaler Hirnregionen. Als neuroanatomisches Substrat werden zwei Verarbeitungswege (sogenanntes Zwei-Schleifen-Modell) vermutet, die ein linkslateralisiertes temporoparietofrontales Netzwerk bilden.

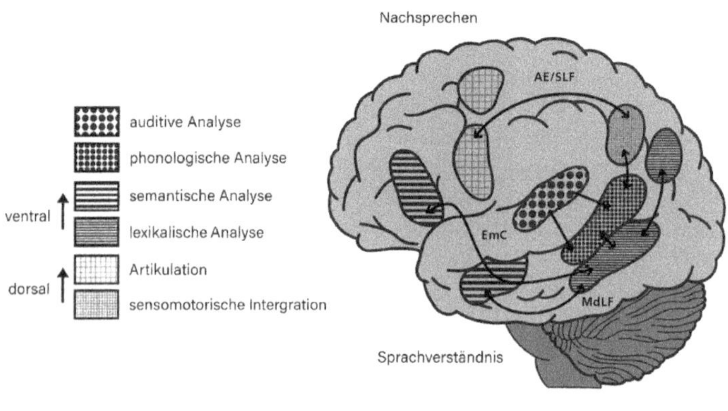

Abb. 4: Neuronale Netzwerke der Sprachverarbeitung. Quelle: Antonia Bischke

Die erste Erkennung und Verarbeitung auditiver Informationen finden als sensorische Verarbeitungsprozesse in primär auditiven Arealen und dem Planum temporale statt. Sie bilden die Repräsentation von akustischen und akustisch-phonologischen Lautinformationen.
Dem gegenüber findet die nächste Verarbeitungsstufe statt, auf der die Erkennung und Zuordnung von Wortformen und Wortbedeutungen erfolgt; zwischen den temporalen Arealen und dem anterioren Gyrus frontalis gelegen (Hickok/Poeppel 2007; Friederici 2012). Temporoparietale Hirnregionen mit prämotorischen Arealen und dem posterioren Gyrus frontalis inferior entsprechen strukturell dem dorsalen Verarbeitungsweg und sind über die Fasern des Fasciculus arcuatus und longitudinalis verbunden. Demnach ist das anatomische Korrelat des ventralen Verarbeitungswegs zwischen den temporalen Arealen und dem anterioren Gyrus frontalis inferior in den Fasern der Capsula extrema und dem Fasciculus longitudinalis (Saur et al. 2006; Friederici 2012) (vgl. Abb. 4).

Hervorzuheben ist, dass neben den sprachspezifischen Hirnnetzwerken auch **domänenübergreifende** Systeme („domain-general-systems“) an sprachlichen Verarbeitungsprozessen beteiligt sind. Hierzu zählen präfrontale, präzentrale, insuläre, cinguläre supplementär-motorische und parietale Regionen beider Hemisphären (Stockert/Saur 2017). Die Annahme ist, dass diese übergreifenden Systeme unabhängig von kognitiven Domänen und Wahrnehmungsmodalitäten an kognitiven Verarbeitungsprozessen wie Gedächtnis, Aufmerksamkeit und exekutiven Prozessen beteiligt sind. Je nach Anforderung unterstützen sie die Verarbeitung in den domänenspezifischen Systemen (Fredriksson et al. 2012).

3.3 Sprachverarbeitung

Die unterschiedlichen Aphasiesyndrome, wie sie im deutschsprachigen Raum durch den Aachener Aphasietest definiert werden, entsprechen einer differenziellen Lokalisation der Läsion in der sprachdominanten Hemisphäre (Grande/Huber 2005). Für die einzelnen Aphasiesyndrome finden sich typische Läsionen für die einzelnen Symptome. Bei einer globalen Aphasie ist zumeist das gesamte Versorgungsgebiet der A. cerebri media betroffen, wohingegen die Broca-Aphasie typischerweise nach Verschlüssen des frontalen (vorderen) Astes der linken A. cerebri media auftritt.

Bei der Wernicke-Aphasie ist der temporale Ast betroffen. Damit stellen sich Broca- und Wernicke-Aphasie als die Summe der gestörten neuronalen Netzwerke dar, die durch den Hirninfarkt verursacht wurde (siehe Abb. 3).

Die Lokalisation der Aphasiesyndrome spiegelt jedoch nur bedingt die funktionelle Architektur der Sprache wider. Benachbarte anatomische Gebiete, die wegen ihrer gemeinsamen Vaskularisation betroffen sind, haben nicht notwendigerweise gemeinsame Sprachfunktionen (Poeck 1983).

Entgegen der traditionellen Annahme, dass Sprachfunktionen definierten, klar umschriebenen Hirnarealen zugeordnet werden, gehen neue Modelle davon aus, dass komplexere Sprachfunktionen sich über mehrere, neuronale Netzwerke abbilden (Mesulam 1990).

Die Zuordnung der aphasischen Syndrome mit ihren einzelnen Symptomen zu eng umschriebenen Arealen der perisylvischen Region ist deshalb umstritten (Grande/Huber 2005). Aufbauend auf das Verständnis von Sprachfunktionen als Leistung verteilter Netzwerke (Mesulam 1990) weisen Läsionsstudien darauf hin, dass spezifische aphasische Symptome (z.B. Störungen des Benennens oder Nachsprechens) nicht durch eine Schädigung einer einzigen definierten Hirnregion entstehen. Demgegenüber konnte nachgewiesen werden, dass spezifische Symptome infolge teilweiser überlappender frontaler und temporoparietaler Läsionen auftreten können (Hickock/Poeppel 2007). So findet sich bei Störungen des Sprachverständnisses bei Hirninfarkten überdurchschnittlich häufiger ein Zusammenhang mit frontalen und temporalen Läsionen.

Netzwerkreorganisation: Restitution von Sprachfunktionen

Aphasien werden nach neuen wissenschaftlichen Erkenntnissen als **neuronale Netzwerkerkrankungen** definiert (Stockert/Saur 2017). Nach einem Schlaganfall reorganisieren sich die Netzwerke nach Aphasietherapie und dabei sind sowohl links– als auch rechtshemisphärische Areale beteiligt (Hartwigsen 2018).

Aus klinischen Studien ist belegt, dass während der ersten Tage und Wochen nach einem Schlaganfall (akute und subakute Phase) die deutlichsten Erholungen gestörter Funktionen zu beobachten sind. Im Verlauf einiger Monate kommt es dann zu einer allmählichen Verbesserung der Symptome, die in der chronischen Phase (> 6 Monate) schließlich ein Plateau erreichen.

Es wird angenommen, dass für diese zeitlich begrenzten Rückbildungsprozesse folgende Mechanismen verantwortlich sind. Die akute Netzwerkstörung wird sowohl durch lokale Dysfunktionen, die von der Läsion verursacht wurden, als auch durch Funktionsstörungen entfernter, von der betroffenen Hirnregion abhängiger Areale im assoziierten Netzwerk ausgelöst. Diese Funktionsstörung erhaltener, aber funktionell abhängiger Regionen wird als **Diaschisis** bezeichnet. Die Diaschisis bildet sich in der subakuten Phase zurück. Die auffällige bihemisphärische Aktivierungszunahme, die in Zusammenhang mit der subakuten Auflösung der Diaschisis auftritt, ist vermutlich der Versuch der intakten Hirnareale, die Funktionsstörung im Sprachnetzwerk zu kompensieren (Stockert/Saur 2017).

Links- und rechtshemisphärische Netzwerke: Spracherholung

Sprachliche Funktionen sind in der linken Hemisphäre nicht, wie klassischerweise angenommen, in einzelnen eng umschriebenen Zentren organisiert, sondern in einem weit verteilten Netzwerk repräsentiert (Grande/Huber 2005). Es wird postuliert, dass auch bei intakter Sprachverarbeitung nicht alle zur Verfügung stehenden Neuronen nötig sind. Dies hilft dem geschädigten System auch bei limitierter Neuronenanzahl definierte Funktionen ausführen zu können (Marshall 1984).

In Abhängigkeit von der Größe der Läsion befindet sich am Rand des Infarktes immer noch genug erhaltenes Gewebe, das gemeinsam mit anderen Anteilen des geschädigten Netzwerkes die Verarbeitung der sprachlichen Funktionen ermöglicht (Grande/Huber 2005 für einen detaillierten Überblick).

In einer Studie von Abel et al. (2014) wurden die neuronalen Grundlagen einer modellorientierten Therapie der Wortproduktion untersucht. Sechs Patienten mit phonologischer und acht Patienten mit semantischer Störung nach dem Dell-Modell erhielten eine vierwöchige Cueing-Therapie, die anhand von Verhaltens- und neuronalen Reaktionen in einer fMRT-Benennungsaufgabe bewertet wurde.

In Bezug auf das Verhalten zeigte die Patientengruppe signifikante Trainings- und Generalisierungseffekte. Der intraindividuelle Vergleich der beeinträchtigungsspezifischen Therapieergebnisse ergab, dass phonologische Störungen bei Aphasie nach Schlaganfall von spezifischeren, beeinträchtigungsbasierten Therapien der Wortproduktion profitieren, während semantische Störungen von der Behandlung des lexikalischen Systems als Ganzes mittels semantischer und phonologischer Therapie profitieren.

Die Studie konnte spezifische Effekte nachweisen, die über die üblicherweise berichteten, allgemeinen Therapieeffekte in der linken Hemisphäre hinausgehen, indem sie in einer fMRT-Gruppenanalyse direkte Vergleiche zwischen Item-Sets und Patientenuntergruppen durchführte. Es wurden unterschiedliche Aktivierungsmuster für Trainingseffekte im Vergleich zur Generalisierung, für differentielle Therapieeffekte sowie für die Art der Beeinträchtigung gefunden. Die Autoren postulieren, dass die Ergebnisse Konsequenzen für die Planung einer modellorientierten Therapie haben: Es zeigte sich, dass sprachliche Informationen, die zur Unterstützung der Wortproduktion geliefert werden, sowie Überwachungskompetenzen und -strategien, die während der Therapie angesprochen werden, mit dem Wort assoziiert bleiben. Das führt langfristig zu einem verbesserten Zugang zu diesem Wort. Im Gegensatz dazu müssen die Aspekte, die in der Therapie nicht angesprochen wurden, später möglicherweise mühsam nachgeholt werden. Darüber hinaus scheint es, dass Patienten mit einer phonologischen Störung sich auf die erhaltene linkshemisphärische Kompetenz in der Phonologie verlassen müssen, während Patienten mit einer semantischen Störung die rechtshemisphärische Semantik nutzen und sich auf Monitoring und artikulatorische Prozesse beziehen können.

Bei der Rückbildung von Aphasien wird schon länger der Aktivierung von sprachlichen Funktionen in der rechten Hemisphäre eine bedeutende Rolle zugeschrieben. Weiller et al. (1995) konnten dies in einer PET-Aktivierungsuntersuchung zeigen, in der mit einer Gruppe von männlichen rechtshändigen Patienten mit nahezu vollständig zurückgebildeter Wernicke-Aphasie als Sprachtest eine Verbgenerierungsaufgabe durchgeführt wurde.

Dabei zeigte sich, dass die zum Broca- und Wernicke-Areal homologen Areale der rechten Hemisphäre bei den Patienten stärker aktiviert, wurden als bei einer hirnorganisch gesunden Kontrollgruppe.

Demgegenüber fanden sich vergleichbar zu den Kontrollprobanden in der linken Hemisphäre Aktivierungen im intakt gebliebenen Broca-Areal sowie im angrenzenden dorsolateralen präfrontalen Kortex.

Es konnten insgesamt Aktivierungen in den linkshemisphärischen gesunden sprachrelevanten Hirnarealen mit einer Ko-Aktivierung in der rechten Hirnhälfte nachgewiesen werden. Das durch den Schlaganfall betroffene Wernicke-Areal wurde durch das homologe Areal in der rechten Hemisphäre ersetzt (Abel et al. 2014; Grande/Huber 2005).

Insbesondere Patienten mit einer ausgeprägten Läsion der linken Hemisphäre und damit mit einer eingeschränkten Kapazität für eine Restitution linkshemisphärischer sprachbezogener Netzwerke können von einer begleitenden kompensatorischen rechtshemisphärischen Aktivierung profitieren.

Eine weitere Erklärung für eine mögliche zusätzliche Beteiligung der rechten Hemisphäre im Prozess der Spracherholung basiert auf den domänenübergreifenden Systemen. Diese können durch eine zusätzliche Aktivierung von Aufmerksamkeits-, Gedächtnis- und exekutiven Ressourcen die Verarbeitung der sprachspezifischen Netzwerke unterstützen (Geranmayeh et al. 2014).

Domänenübergreifende Hirnareale: Spracherholung

In jüngerer Zeit wurde vorgeschlagen, dass auch „bereichsübergreifende" Hirnnetzwerke eine Schlüsselrolle bei der Erholung bei Aphasie nach Schlaganfall spielen. Diese Hypothese basiert auf der Behauptung, dass die Sprachleistung nicht nur von Hirnregionen abhängt, die auf Sprache spezialisierte Funktionen wie phonologische, semantische und syntaktische Verarbeitung aufweisen (Price 2012), sondern auch von weit verteilten und oft überlappenden Hirnregionen, die breitere oder „domänenübergreifende" Beiträge zur Kognition leisten (Fedorenko/Thompson-Schill 2014; Geranmayeh et al. 2014a).

Tatsächlich finden sich im Kortex innerhalb des klassischen

Broca-Areals Unterregionen, die diese beiden Eigenschaften aufweisen (Fedorenko et al. 2012).

Diese bereichsübergreifenden Regionen unterstützen eine Vielzahl von Prozessen wie Arbeitsgedächtnis, logisches Denken, Aufmerksamkeit und exekutive Funktionen (Fedorenko et al. 2012).

Geranmayeh et al. (2014b) konnten in einer bildgebenden Fall-Kontroll-Studie mit 16 Patienten mit einer chronischen Aphasie nachweisen, dass bei der Aufgabe, Sätze zu hören und zu wiederholen, unter zwei Bedingungen (normal versus verrauscht) eine Aktivität im Cingulum kommunikative Fähigkeiten prädiziert werden konnte. Diese Aktivität war unabhängig von Läsionsort und Alter.

Geranmayeh et al. (2017) untersuchten in einer weiteren Studie, ob die Wiederherstellung der Sprachproduktion nach einem Schlaganfall in der linken Hemisphäre nicht nur von der Integrität der auf Sprache spezialisierten Hirnsysteme abhängt, sondern auch von „bereichsübergreifenden" Hirnsystemen, die eine viel breitere funktionelle Rolle spielen.

Das präsupplementäre motorische Areal/dorsale anteriore Cingulum ist Teil des cingulär-operulären Netzwerks, das eine umfassende Rolle bei Kognition und Lernen spielt. Die Annahme war, dass die Unterschiede in der Erholung der Sprachproduktion nach einem aphasischen Schlaganfall zum Teil mit den unterschiedlichen Fähigkeiten der Patienten zusammenhängen, diese bereichsübergreifende Hirnregion zu aktivieren.

In der Studie wurden mit 27 Patienten (im Alter von 59 ± 11 Jahren) mit einem Schlaganfall in der linken Hemisphäre zu zwei Zeitpunkten Verhaltensbeurteilungen und ereigniskorrelierte Aufgaben der funktionellen Magnetresonanztomografie durchgeführt. Zunächst in der Frühphase ca. 2 Wochen) und dann ca. 4 Monate nach dem Ereignis.

Die Aufgaben der funktionellen Magnetresonanztomografie wurden so konzipiert, dass sie zwischen der Aktivierung im Zusammenhang mit der Sprachproduktion (satzweise offene Sprachproduktion – Sprachaufgabe) und der Aktivierung im Zusammenhang mit der kognitiven Verarbeitung (nonverbale Entscheidungsfindung) unterscheiden.

Die besonders ausgeprägte Beziehung zwischen dem präsupplementären motorischen Areal/dorsalen anterioren Cingulum und der Erholung der Sprache wurde in einer Korrelationsanalyse bestätigt, die ohne Einschränkung für das gesamte Hirnvolumen durchgeführt wurde. Diese Ergebnisse stimmen mit der Hypothese überein, dass die Funktionalität des präsupplementären motorischen Areals/dorsalen anterioren Cingulums zur Erholung der Sprache nach einem Schlaganfall beiträgt.

Da diese Hirnregion bei aphasischen Schlaganfällen häufig verschont bleibt, nehmen die Autoren an, dass sie ein sinnvolles Ziel für die künftige Erforschung rehabilitativer Behandlungen darstellt.

Im weiteren Sinne könnte eine Basisbewertung der bereichsübergreifenden Systeme dazu beitragen, eine bessere Vorhersage der Spracherholung zu ermöglichen.

Zusammenfassend ist Aphasie nach einem Schlaganfall zum einen die Folge einer **lokalen** Funktionsstörung am Schädigungsort, zum anderen die Folge einer Funktionsstörung in dem mit der Läsion assoziierten sprachspezifischen und domänenübergreifenden Netzwerken.

Das Wiedererlernen von Sprache basiert auf einer Reorganisation der Netzwerke im Gehirn. Diese Netzwerkreorganisation resultiert aus dem Auflösen der akuten Netzwerkstörung (Diaschisis), der subakuten Aktivierung rechtshemisphärischer sprachrelevanter Hirnareale und der allmählichen Restitution der linken Hemisphäre läsionsferner Areale (Stockert/Saur 2017).

4 Aphasische Symptome

4.1 Erscheinungsbild

Eine Aphasie (griechisch ἀφασία aphasía, Sprachlosigkeit) ist eine erworbene zentrale Sprachstörung, die als Folge einer Schädigung des Gehirns auftritt. Aphasien können mit unterschiedlichem Schweregrad ein oder mehrere der folgenden Bereiche betreffen:

- die Sprachgestalt (Morphologie)
- die Wortbedeutungen (Semantik)
- den Wortschatz (Lexikon)
- die Satzbildung (Syntax)

Zusätzlich treten in vielen Fällen auch die folgenden repetitiven Phänomene auf:

- **Perseverationen** → ungewolltes „Hängenbleiben" an bereits produzierten Sprachäußerungen
- **Echolalie** → unkontrollierte Wiederholung von unmittelbar vorangegangenen Äußerungen des Gesprächspartners
- **Recurring Utterances** → sich stetig wiederholende Silben, Wörter oder Phrasen

In der Spontansprache der Aphasie finden sich vermehrt Redefloskeln und stereotype Floskeln. Auch nehmen Patienten mit einer Aphasie ihre Sprachstörungen oft nur eingeschränkt wahr. Versuchen Patienten, sich selbst zu korrigieren, weist dies auf eine intakte Störungswahrnehmung hin, die sich prognostisch günstig auf den Verlauf einer Aphasie auswirkt (Baumgärtner/Staiger 2020).

Fallbeispiel: Schwere Aphasie in der chronischen Phase
Herr RG (Jahrgang 1937) hat vor zehn Jahren einen Schlaganfall als Folge eines Herzinfarktes erlitten. Er ist verheiratet, hat zwei Kinder und vier Enkelkinder. Die letzten Jahre hat er mit kurzen Therapiepausen logopädische Therapie erhalten und hat jedes Jahr an einer intensiven dreiwöchigen Rehabilitationsbehandlung teilgenommen. Seine Sprachproduktion ist durch viele Wortfindungsstörungen, Neologismen und Perseverationen sehr stark beeinträchtigt. Herr RG ist kaum zu verstehen. Trotzdem ist er offen und interessiert und bemüht sich sehr, sich auszudrücken. Er versucht, sich über Gesten und Mimik zu verständigen und reagiert situationsangemessen im Gespräch. Das Schreiben ist aufgrund einer Hemiparese nur sehr eingeschränkt möglich. Die Diagnostik mit standardisierten Instrumenten ergab eine schwere Aphasie, wobei eine Testung aufgrund der Schwere der Sprachstörung nur bedingt möglich war. Eine Untersuchung mit dem nonverbalen Semantiktest (BOSU Glindemann et al. 2002) war unauffällig.

4.2 Begleiterkrankungen: Alexie, Agrafie und Akalkulie

Alexie: (Synonym: Dyslexie)
Als Alexie wird eine Störung des Lesens bezeichnet, die nach abgeschlossenem Leseerwerb als Folge einer erworbenen Hirnschädigung auftritt. Alexien können im Rahmen einer Aphasie, aber auch als Störung in Folge von visuellen bzw. neuropsychologischen Erkrankungen auftreten.

Agrafien: (Synonym: Dysgrafie) können nicht nur im Rahmen einer Aphasie, sondern auch als isolierte Störung im Zusammenhang mit einer räumlich-konstruktiven Beeinträchtigung auftreten. Eine Agrafie bedeutet zumeist den Verlust des Schreibvermögens des Patienten als Folge einer erworbenen Hirnschädigung.

Beide Störungsbilder, Alexien und Agrafien, werden durch Läsionen im Gyrus angularis und im Gyrus supramarginalis (dem Lese-Schreib-Zentrum) verursacht, die sich im linken Parietallappen befinden. Andere Läsionsorte für Alexien und Agrafien werden vermutet (Huber et al. 2006; Beeson et al. 2018)

Die differenzierte Klassifikation von Alexien und Agrafien wird sehr unterschiedlich diskutiert (vgl. z.B. McCarthy/Warrington 1990). Gemeinsam sind allen Klassifikationsschemata die Einteilung zwischen peripher und zentral bedingten Alexien und Agrafien. Bei einer peripheren Alexie/Agrafie ist die visuelle oder die graphomotorische Ausführung gestört. Bei einer zentralen Alexie/Agrafie sind die sprachlichen Prozesse gestört.

Zu der Klasse der **peripher** bedingten **Alexien** zählen die Neglect-Alexie und die reine Alexie mit Lesesinnverständnisstörungen. Zu der Klasse der **zentral** bedingten Alexie zählen die globale Alexie, die Tiefenalexie, die 0berflächenalexie und die phonologische Alexie.

Zu der Klasse der **peripher** bedingten **Agrafie** zählt die reine Agrafie. Zu der Klasse der **zentral** bedingten Agrafie zählen die globale Agrafie, die Tiefenagrafie, die Oberflächenagrafie und die phonologische Agrafie. Einen detaillierten Überblick über die verschiedenen Syndrome mit ihren spezifischen Symptomatiken findet sich in Benson et al. 2018).

Alexie- und Agrafiesyndrome werden modelltheoretisch eingeordnet und interpretiert. Grundlage ist das Logogen-Modell (Morton 1980) oder Varianten davon (Ellis/Young 1990).

Akalkulie: Bei Akalkulien (Synonym: Dyskalkulien) kommt es infolge einer Hirnschädigung zu Störungen im Umgang mit Zahlen. Diese Störungen können isoliert auftreten (primäre Akalkulie). Sekundäre Akalkulien beziehen sich auf Störungen der Zahlenverarbeitung und/oder des Rechnens als Folge einer Aphasie, einer Störung der Aufmerksamkeit, einer Störung des Gedächtnisses (Amnesie), einer räumlich-konstruktiven Störung, einer Störung der visuellen Wahrnehmung (Hemianopsie) oder eines visuellen Neglects. Unter der Fähigkeit, Zahlen zu verarbeiten, wird verstanden, dass Zahlen unabhängig von arithmetischen Prozeduren erfasst werden können. Das heißt, Zahlen werden beim Lesen, Schreiben, Verstehen verstanden und es existiert ein Verständnis von Zahlenwerten.

Zu den Rechenleistungen zählen das Verarbeiten von Rechenzeichen, der Abruf von Zahlen aus dem Zahlenfaktenwissen und die Anwendung operationalen Regelwissens. Jede Einzelleistung der Zahlenverarbeitung kann isoliert beeinträchtigt sein und erfordert einen eigenen spezifischen Therapieansatz (Hüttemann 1998).

Akalkulien werden nicht in Syndrome unterteilt. Auf der Basis der Arbeit von Hécaen et al. 1971 (zitiert in McCarthy/Warrington 1990) wird jedoch zwischen drei Störungsschwerpunkten unterschieden: Störungen im Rechnen, räumliche Akalkulie, Alexie und/oder Agrafie für Zahlen.

5 Diagnostik der Aphasie

Menschen mit einer Aphasie werden in den verschiedenen klinischen Erkrankungsphasen häufig untersucht. Das gilt sowohl für die Phase auf der Intensivstation als auch in den verschiedenen Phasen der Rehabilitation. Die regelmäßige Untersuchung der Sprachfähigkeiten und der begleitenden neuropsychologischen Störungen ist sehr wichtig für die individuell angepasste Planung und für die Dokumentation über den Verlauf einer Therapie.

Für die Untersuchung sprachlicher und nicht-sprachlicher Fähigkeiten stehen klinisch anerkannte und bewährte Testinstrumente zur Verfügung. Neben linguistisch orientierten Sprachtests wie dem Aachener Aphasie Test (AAT) (Huber et al. 1983) und Fragebogen zur Erfassung der Alltagskommunikation (zum Beispiel der Communicative Effectiveness Index von Lomas et al. 1989) nimmt die Beurteilung der freien Rede, die sogenannte Spontansprache, eine zentrale Stellung in der Diagnostik von Aphasien ein.

Aufgrund ihres komplexen Aufbaus ist die Analyse der Spontansprache außerordentlich wichtig, da sie eine Beschreibung und Bewertung der verschiedenen sprachlichen Ebenen wie Phonologie, Lexikon, Semantik oder Syntax ermöglicht. Dabei werden nicht nur Störungen in diesen Bereichen deutlich, sondern es können auch die erhaltenen sprachlichen Leistungen erfasst werden. Für die Bewertung der Spontansprache stehen zwei Verfahren zur Verfügung:

- Spontansprachanalyse des AAT (Huber et al. 1983)
- die Aachener Spontansprachanalyse (ASPA) (Hussmann et al. 2006)

Die ASPA ist ein computergestütztes Verfahren zur Transkription und Analyse von Spontansprache. Das Verfahren eignet sich sowohl für die Analyse aphasischer Störungen als auch unauffälliger Spontansprache, weil ausschließlich linguistische Kriterien zur Beurteilung verwendet werden. Die Einbindung von WAVE-Dateien ermöglicht eine sehr genaue Transkription, die anhand definierter Vorgaben erfolgt (Grande et al. 2006). Im Vergleich zur AAT-Spontansprachbewertung bietet die ASPA eine höhere Objektivität und Reliabilität (Barthel et al. 2006) und ist auch in der Lage, minimale sprachliche Veränderungen im Verlauf zu erfassen (Hussmann et al. 2012).

Die Inhalte der Diagnostik der Aphasie orientieren sich an den drei Erkrankungsphasen – akut, subakut und chronisch –, wobei folgende Untersuchungsziele jeweils im Vordergrund stehen:

- **Im Akutstadium:**
  - Stimulierbarkeit sprachlicher Äußerungen
  - Einschätzung des Sprachverständnisses
  - Festlegung der Fähigkeit zu spontanen Äußerungen
  - Überprüfung von Kommunikationsstrategien und anderen Kommunikationsmitteln wie Gesten, Mimik, Zeichnen und Schreiben
  - Screening neuropsychologischer Begleitstörungen
- Im **subakuten** und **chronischen** Stadium:
  - Nachweis einer Aphasie
  - Festlegung des Schweregrades der Aphasie anhand eines Leistungsprofils
  - Einschätzung des individuellen Störungsprofils auf den verschiedenen linguistischen Ebenen (Phonologie, Lexikon/Semantik/Grammatik)
  - Beobachtung kompensatorischer Strategien und Einordnung der Selbstwahrnehmung
  - Therapieplanung und Verlaufskontrolle

Im Akutstadium (Jehle/Steiner 2021; Nobis-Bosch et al. 2013; Richter et al. 2006) bieten sich zur Erhebung der oben aufgeführten Ziele spezifische Vorgehensweisen wie folgt an:

- Aufforderung zu Blick- und Kopfbewegungen zur Abklärung des Sprachverständnisses
- Überprüfung der sprachlichen Stimulierbarkeit durch Reihensprechen von Zahlen und Wochentagen, Produzieren von Floskeln (schade, mir egal)
- Überprüfung der Artikulation und Phonation

Im subakuten/chronischen Stadium stehen verschiedene standardisierte Diagnostikverfahren (Huber et al. 1983; Kalbe et al. 2010) zur Verfügung, die unterschiedliche linguistische Ebenen erfassen. Das wichtigste Ziel der Therapie in diesem Stadium ist in Anlehnung an die internationale Klassifikation der Funktionsfähigkeit, Behinderung und Gesundheit (ICF, WHO 2001) die Verbesserung der Kommunikationsfähigkeit und die Förderung der Partizipation und Teilhabe.

Zur Erfassung weiterer modalitätsspezifischer Sprachstörungen wie das Lesen stehen zusätzliche standardisierte Diagnostikverfahren zur Verfügung.

Fallbeispiel Rest-Aphasie

Herr TS (Jahrgang 1958) hat einen zerebralen Infarkt in der A. cerebri media und A. cerebri posterior erlitten. Er leidet unter arterieller Hypertonie. Die Computertomografie zeigte einen demarkierten, im hinteren Mediastrom drittel links gelegenen Mediainfarkt ohne signifikante Penumbra. Dies bezeichnet den Bereich, der unmittelbar an die zentrale Nekrosezone angrenzt und noch überlebensfähige Zellen enthält. In diesem Bereich, der unterschiedliche Größen haben kann, ist der Blutfluss reduziert.

Die logopädische Diagnostik, erhoben durch den AAT und Auswertung durch das computergestützte Programm ALLOC, ergab keine Aphasie. Gezielte Tests zur Wortfindung – das Bielefelder Wortfindungsscreening (BIWOS) und der Regensburger Wortflüssigkeits-Test (RWT) – ergaben Hinweise auf eine Rest-Aphasie mit leichten Wortfindungsstörungen. Der Patient zeigt einen hohen Leistungsdruck und ausgeprägtes Störungsbewusstsein. Er arbeitet als selbstständiger Kaufmann und spricht beruflich und privat sehr gerne und viel. Er ist verheiratet und hat zwei Kinder. In seiner Freizeit ist er begeisterter Hobbykoch und hat einen Kochclub für Männer gegründet.

5.1 Anamnese

Im Rahmen der Anamnese sind Angaben zur Erkrankung und ihrem Verlauf wichtige Parameter für die Planung der Sprachtherapie, die zumeist auch in Arztberichten oder Krankenhausakten zu finden sind. Folgende Informationen sind wichtig:

- Typ und Dauer der Erkrankung
- Beginn und Verlauf der Sprachstörung
- Lokalisation und Umfang der Läsion
- Einnahme von Medikamenten
- neuropsychologische Begleitstörungen (Kurzzeit- oder Arbeitsgedächtnis, Störungen exekutiver Funktionen)
- neurologische Begleitstörungen (Hemiparese, Schluckstörungen, visuelle Einschränkungen)
- psychische Begleiterkrankung (insbesondere Depression)

Darüber hinaus ist die Abklärung weiterer Faktoren angezeigt, da sie auf das Störungsbild einer Aphasie einen Einfluss haben können. Hierzu zählen Mehrsprachigkeit (Deutsch als Zweitsprache), Hörminderungen, Legasthenie und Analphabetismus. Von großer Bedeutung für die Planung und die Wirksamkeit einer Sprachtherapie sind Informationen über psychosoziale Faktoren eines Patienten. Dazu zählen die soziale und familiäre Situation, der Einfluss der Sprachstörung auf die eigenständige Lebensführung sowie berufliche Anforderungen an die Kommunikationsfähigkeit (Baumgärtner/Staiger 2020).

Eine systematische Diagnostik beruht auf verschiedenen beschreibenden und standardisierten Instrumenten. Die Analyse der Spontansprache und die Einordnung der Fehlertypen bei definierten sprachlichen Aufgaben wie Nachsprechen, Benennen, Schreiben/Lesen und Sprachverständnis sind zentrale Bestandteile jeder Befundung. Das Ziel ist sowohl gestörte als auch intakte Sprachprozesse zu identifizieren. Ein Überblick über alle gängigen Testverfahren ist in Tabelle 3 zu finden.

Tab 3: Normierte Testverfahren bei Aphasie

Anwendung	Name des Tests	Beschreibung
Akut/post akut	AABT (Aachener Aphasie Bedside Test) (Biniek 1997)	• deskriptiv neurologischer Ansatz • normiertes Testverfahren • Erfassung elementarer, sprachlich kommunikativer Störungen
Chronische Phase	AAT (Aachener Aphasie Test) (Huber et al. 1983)	• deskriptiv neurologischer Ansatz • standardisiertes und normiertes Testverfahren • Erfassung der Spontansprache auf sechs neurologisch definierten Ebenen
Alle Phasen	ACL (Aphasie Check-Liste) (Kalbe et al. 2010)	• deskriptiv neurologischer Ansatz • standardisiertes und normiertes Testverfahren • Erfassung des sprachlichen Leistungsprofils plus Kognitionsuntersuchung
Alle Phasen	AFKS (Angehörigenfragebogen zu den Kommunikationsfertigkeiten nach Schlaganfall) (Arnold et al. 2009)	• standardisiertes Testverfahren • Angehörigenbefragung • Erfassung kommunikativer Fähigkeiten im Alltag
Keine Angabe	ANELT (Amsterdam-Nijmegen Everyday Language Test) (Blomert et al. 1994)	• kommunikativ-pragmatischer Ansatz • standardisiertes Testverfahren • Erfassung verbal-kommunikativer Fähigkeiten

Anwendung	Name des Tests	Beschreibung
Akut/post akut	AST (Aphasie Schnelltest) (Kroker 2006)	• deskriptiv neurologischer Ansatz • standardisiertes und normiertes Testverfahren • Test für die Differenzial-diagnose Aphasie/keine Aphasie/Dysarthrie
Akute, post-akute Phase	BIAS A&R (Bielefelder Aphasie Screening Akut & Reha) (Richter/ Hielscher-Fastabend 2018)	• deskriptiv neurologischer Ansatz • standardisiertes und normiertes Testverfahren • Erfassung sprachlicher Symptome bei schweren bis minimale Störungen
Ab postakuter Phase	BIWOS (Bielefelder Wortfindungs-screening für leichte Aphasien) (Benassi et al. 2012)	• kognitiv-neurolinguistischer Ansatz • standardisiertes und normiertes Testverfahren • Erfassung leichterer bzw. minimaler Beeinträchtigungen im Bereich der Wortfindung
Ab postakuter Phase	SAPS (Sprachsystematisches Aphasie-screening) (Brühl et al. 2022).	• Modellbasierter linguistischer Ansatz • standardisiertes und normiertes Testverfahren • Erfassung individueller Sprachleistungen • Bereitstellung individueller Therapieübungen
Keine Angabe	BOSU (Bogenhausener Semantik-Untersuchung) (Glindemann 2002)	• standardisiertes Testverfahren • Erfassung der Störungen des semitischen Zuordnens bei Patienten mit Aphasie

Anwendung	Name des Tests	Beschreibung
Keine Angaben	CAL (Communicative Activity Log) (Pulvermüller et al. 2001)	• standardisiertes Testverfahren • Einschätzung der pragmatisch-kommunikativen Fähigkeiten
Keine Angabe	CETI (Communicative Effectiveness Index) deutsche Übersetzung nach (Schlenck/Schlenck 1994)	• kommunikativ-pragmatischer Ansatz • normiertes Testverfahren • Erfassung der kommunikativen Kompetenz
Keine Angabe	DYMO (Dyslexie modellorientiert) (Schumacher et al. 2020)	• kognitiv-neurolinguistischer Ansatz • modellorientierter Ansatz • keine Normierung, Angabe von Kontrolldaten • Erfassung erworbener Lesestörungen
	FATMA 2.1 (Fragebogen zur Erfassung von Aktivitätsund Teilhabezielen im Sinne der ICF bei Menschen mit Aphasie) (Spitzer et al. 2021)	• partizipatives Zielsetzungsinstrument • evaluiertes Testverfahren • bildgestützte Erfassung der Aktivitätsziele der Patienten • Ermöglicht die Planung einer teilhabeorientierten Aphasietherapie
Akute/ chronische Phase	KAP (kurze Aphasieprüfung) (Lang et al. 1999)	• standardisiertes Testverfahren • Erfassung sprachlicher Leitungen in allen Modalitäten
Ab postakuter Phase	KOSA (Kommunikationsorientierte Selbstbeurteilung bei Aphasie) (Kunter/Schütz 2016)	• semistandardisiertes Testverfahren • Selbstbefragung • Erfassung der Kommunikationsfähigkeit

Anwendung	Name des Tests	Beschreibung
Ab postakuter Phase	KOPS (Kommunikativ-pragmatisches Screening) (Glindemann et al. 2018)	• standardisiertes Testverfahren, Normen unterliegen einer kriteriumsorientierten Interpretation • Erfassung verbaler, nonverbaler und kompensatorisch-strategischer Fähigkeiten
Ab postakuter Phase	LEMO 2.0 (Lexikon Modellorientert) (Stadie et al. 2013)	• kognitiv-neurolinguistischer Ansatz • Angaben zum Leistungsniveau, Interpretation auf Grundlage eines Wortverarbeitungsmodells • modellorientierte Untersuchung von Störungen der Wortverarbeitung
Keine Angabe	NVST (Nonverbaler Semantiktest) (Hogrefe et al. in Vorb.)	• normiertes Testverfahren • Erfassung semantischer Verarbeitungsfähigkeiten
Chronische Phase	SAQOL-39 (Stroke und Aphasie Quality of Life Scale 39, deutsche Fassung) (Breitenstein et al. 2019)	• standardisiertes Testverfahren • Selbstbefragungsbogen zur Erfassung der Lebensqualität bei Aphasie
Keine Angabe	SWLS (Satisfaction with Life Scale, deutsche Fassung) X (Janke/ Glöckner-Rist 2014)	• standardisiertes und normiertes Testverfahren • fünf Items-Skala zur Erfassung der Lebensqualität

Anwendung	Name des Tests	Beschreibung
Postakut/ chronische Phase	Szenario Test X (Nobis-Bosch et al. 2020)	• kommunikativ-pragmatischer Ansatz • standardisiertes Testverfahren • Erfassung multimodaler Kommunikation in alltagsnahen Situationen
Ab Postakuter Phase	PKF (Partner-Kommunikations-Fragebogen) Deutsche Übersetzung (Schütz/de Langen 2010)	• standardisiertes Testverfahren • Angehörigenbefragung • Erfassung der Alltagskommunikation

Ergänzend zu normierten Verfahren sind modellorientierte Untersuchungsverfahren zur Analyse zugrunde liegender funktionaler Defizite beziehungsweise Kompensationspotentiale anzuraten, um Therapieansätze zu optimieren, beziehungsweise die Wirkungsweise der Therapie zu erfassen. Im deutschsprachigen Raum sind hierbei das neurolinguistische Expertensystem „LeMo“ (Stadie et al. 1994; De Bleser 1997a, b; De Bleser et al. 2004) sowie die Wortproduktionsprüfung von Blanken et al. (2006) zu nennen.

Da das zentrale Ziel der Rehabilitation bei Aphasie die Verbesserung der kommunikativen Fähigkeiten im Alltag darstellt, ist die Diagnostik und Verlaufskontrolle der Kommunikationsfähigkeiten in alltagsnahen Situationen sehr wichtig.

Weitere Ansätze zur Diagnostik und Therapie kommunikativer Fähigkeiten finden sich in: Hogrefe, K., de Beer, C. (2018): Aktuelle Ansätze zur Diagnostik und Therapie kommunikativer Fähigkeiten bei Personen mit Aphasie. Neurologie & Rehabilitation 24 (2),130–142

5.2 Standardisierte und normierte Verfahren

Standardisierte und normierte Testverfahren bestehen aus strukturierten Testaufgaben und Bewertungsskalen, deren Durchführung und Bewertung genau definiert sind. Die Testgütekriterien – Objektivität, Reliabilität, Validität – sind wissenschaftlich belegt. Die Testergebnisse des Patienten werden mit Normwerten verglichen, die an einer größeren Patientenstichprobe erhoben wurden.

Der **Aachener Aphasie Test (AAT)** ist ein Verfahren zur Diagnose von Aphasien infolge erworbener Hirnschädigungen. Der Test ermöglicht eine zuverlässige Beurteilung der Spontansprache auf sechs neurolinguistisch definierten Ebenen. Geprüft werden sprachliche Störungen beim Nachsprechen, beim Lesen und Schreiben, beim Benennen und im Sprachverständnis hinsichtlich verschiedener sprachlicher Einheiten. Ein weiterer Bestandteil des AAT ist der Token-Test, der zusätzliche Informationen zur Abgrenzung gegenüber nicht-aphasischen Störungen und zur Bewertung des Schweregrads der Aphasie gibt (Huber et. al 1983). Der Token-Test, wurde von den italienischen Ärzten de Renzi und Vignolo (1962) entwickelt. Er besteht aus 20 Plättchen (englisch: „token“), die in unterschiedlichen Formen, Größen und Farben dargeboten werden. Die spezifischen Anforderungen wie die Abstraktheit der Aufgaben, fehlende kontextuelle Hilfen und Redundanz stellen erhöhte Anforderungen an das Kurzzeitgedächtnis und führen zu besonderen Schwierigkeiten bei der Testung der betroffenen Patienten. Er kann mit hoher Zuverlässigkeit Patienten mit einer Aphasie von Patienten ohne Aphasie differenzieren und eignet sich auch für die Bestimmung des Schweregrades einer Aphasie.

Die **Aphasie Check Liste (ACL)** (Kalbe et al. 2010) ist ein standardisiertes Instrument zur Aphasiediagnostik. Die Diagnostik zielt darauf ab, eine Aphasie zu erkennen und sprachliche Leistungen als Profil abzubilden. Sie ist für eine hinsichtlich Ätiologie und Krankheitsstadium breite Patientengruppe einsetzbar und ist schnell durchzuführen. Sie umfasst auch die Überprüfung wichtiger neuropsychologischer und nonverbaler Leistungen, die einen Einfluss auf die Sprachfunktionen haben können. Die Normierungsstichprobe bestand aus 154 Aphasikern und 106 hirngesunden Kontrollpersonen.

Das **Bielefelder Aphasie Screening Akut und Reha** (BIAS A&R) ist für die Diagnostik akuter und postakuter Aphasien entwickelt worden (Richter/Hielscher-Fassbender 2018). Der Test erfasst mit relativ geringem Aufwand sprachliche Symptome bei neurologischen Patienten sowohl mit leichten als auch mit schweren Störungen der Akutphase (bis 6 Wochen post-onset) und in der erweiterten Reha-Version auch bei Patienten in der postakuten Phase (6 Wochen post-onset). Darüber hinaus liefert das Screening therapierelevante Hinweise zum Beispiel zur Stimulierbarkeit und kann zu Nachuntersuchungen ohne große Belastung für den Betroffenen genutzt werden.

Das Bielefelder Aphasie Screening erfasst sechs verschiedene sprachliche Leistungsbereiche, dazu zählt auch Spontanspracherhebung. Zur Überprüfung der Spontansprache wird im Rahmen einer Dialogsituation ein halbstandardisiertes Interview geführt. Die Analyse der Spontansprache ist sehr wichtig, da sie neben den aphasischen Symptomen auch Hinweise auf mögliche verbale und nonverbale Strategien liefert. Die Spontansprache bildet die kommunikativen Fähigkeiten des Patienten ab und kann Hinweise auf leichte aphasische Einschränkungen geben.

5.3 Modellorientierte Verfahren

Linguistische Modelle der Sprachverarbeitung stimmen darin überein, dass für den Wortabruf semantische, phonologische, morphologische sowie syntaktische Informationen verfügbar sein müssen. Allerdings wird kontrovers diskutiert, wie diese Informationen abgerufen werden.

Modelle unterscheiden sich beispielsweise darin, wie viele Schritte in der Verarbeitung vom Wissen auf vorsprachlicher Ebene bis hin zur Artikulation notwendig sind. Auch die Art und Weise, wie die Aktivierung von einer Verarbeitungsstufe zur nächsten erfolgt ist, wird unterschiedlich theoretisch argumentiert. Grundsätzlich werden zwei Formen von Modellen unterschieden: serielle und konnektionistische Modelle. Serielle Modelle gehen von der Annahme aus, dass jeder Verarbeitungsschritt in der Sprachverarbeitung in einer festen Reihenfolge abläuft. Jede sprachliche Aufgabe wird einem definierten System zugeordnet und autonom verarbeitet. Die einzelnen Verarbeitungskomponenten interagieren nicht miteinander, sondern leiten die vollständige verarbeitete sprachliche Information an die nächste Komponente weiter.

Konnektionistische Modelle modellieren das zentrale Nervensystem des Menschen und basieren auf einem komplexen Netzwerk. Informationen werden in bidirektionalen Verbindungen verarbeitet. Die Aktivierung von Informationen breitet sich über mehrere Ebenen aus (Spreading Activation) (Dell 1986). Verschiedene Netzwerke können parallel aktiviert werden. Damit eine Information aktiviert wird, muss sie einen sogenannten Schwellenwert erreichen. Dieser ist unter anderem von seiner Gebrauchshäufigkeit abhängig. Je öfter ein Wort verwendet wird, desto niedriger ist sein Schwellenwert und umso leichter kann es aktiviert werden (Jescheniak et al. 2001). Irrelevante Informationen können gehemmt werden (Vertreter dieser Modelle sind zum Beispiel Dell 1986; Stemberger 1985; Schade/Eikmeyer 2011). Eine Anwendung im klinischen Alltag ist bisher nur in Ansätzen erfolgt. In der Arbeit von Stefanie Abel (2007) werden Beispiele für den Einsatz in der Diagnostik und Therapie bei aphasischen lexikalischen Störungen vorgestellt.

In der modellbasierten Aphasiediagnostik werden eine Vielzahl psycholinguistischer Sprachmodelle diskutiert, die sich häufig nur minimal voneinander unterscheiden. Einen detaillierten Überblick und eine sehr gute Einführung der verschiedenen Sprachmodelle bieten Schneider et al. (2021).

Das in der logopädischen Diagnostik und Therapie am häufigsten eingesetzte Sprachmodell ist das Logogen-Modell, ein serielles Modell der Wortverarbeitung (Kotten 1997; Werani 1997; Best/Nickels 2000), das im klinischen Alltag zur funktionellen Lokalisation verschiedener Störungen bei Aufgaben der Einzelwortverarbeitung stark verbreitet ist. Seinen Namen verdankt das Modell den Begriffen „logos“ (griech. Wort) und „genus“ (griech. Geburt).

Eine der ersten Fassungen des Logogen-Modells ist das Modell von Morton (1970), der Evidenzen für die verschiedenen Modellkomponenten und Routen aus Reaktionszeitexperimenten (Fazilitierungs- bzw. Primingexperimente) mit sprachgesunden (Morton 1980) und Beschreibungen pathologischer Sprachverarbeitung vor allem bei dyslektischen Patienten (Morton/Patterson 1980) erhielt. Er definiert ein Logogen als „the linguistic unit with which the logogen is concerned, roughly, a word“ (Morton 1979, 259). In den letzten 30 Jahren ist das Modell auf der Grundlage von weiteren Daten sprachgesunder und aphasischer Personen vielfach erweitert und ergänzt worden. Das Modell ist in der Lage, die Prozesse der Sprachverarbeitung über verschiedene Modalitäten wie Sprechen, Hören, Verstehen, Schreiben abzubilden und zu modellieren.

Das Logogen-Modell (Abb. 5) beschreibt die Verarbeitung und

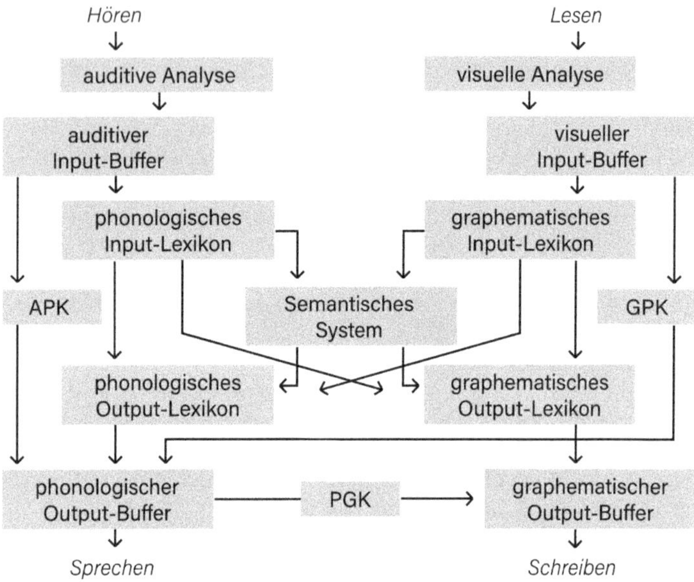

Abb. 5: Logogen-Modell nach Morton/ Patterson (1983)

Produktion von Wörtern auf Einzelwortebene und umfasst sowohl expressive als auch rezeptive Prozesse gesprochener und geschriebener Sprache. Damit ist es als Basis für die Diagnostik und Therapie von Aphasien und ihren vielfältigen Symptomen besonders geeignet.

Alternative Modelle der Sprachproduktion schließen neben einer semantischen und phonologischen Ebene auch den Abruf syntaktischer Informationen in den Sprachproduktionsprozess ein und verfügen über eine sogenannte Lemma-Ebene. 1989 definierte Levelt das Lemma als Bedeutung und Syntax eines lexikalischen Eintrags. Sein Sprachproduktionsmodell (Levelt et al. 1999) ist der bekannteste Vertreter für hybride Modelle. Obwohl die serielle Verarbeitung im Vordergrund steht, werden doch Aspekte konnektionistischer Modelle eingebaut, wie die parallele Verarbeitung von sprachlichen Informationen. In dem Modell von Levelt et al. (1999) sind Lemmata und Wortformen in einem mentalen Lexikon gespeichert, die im Formulierungsprozess aktiviert und selektiert werden müssen. Nach Abruf des Lemmas aus dem mentalen Lexikon wird dem lexikalischen Eintrag im Rahmen der morphologischen Enkodierung syntaktische Information zugewiesen und danach ein phonologischer Plan erzeugt, was der phonologischen Enkodierung, beziehungsweise dem Wortabruf entspricht.

Die Anwendung des Levelt-Modells besteht im Vergleich zum Logogen-Modell eher in der Bereitstellung von Erklärungsansätzen spezifischer aphasischer Fehlleistungen, die z.B. das Logogen-Modell aufgrund seiner Fokussierung auf die Wortproduktion nicht abbilden kann. Das Levelt-Modell modelliert beispielsweise die Produktion von Sätzen und nimmt dabei eine parallele Aktivität aller Verarbeitungskomponenten an.

Eine detaillierte, sehr gute Übersicht über modellorientierte Diagnostik und Therapie bei Aphasie ist in Schneider et al. (2021): Modellorientierte Diagnostik. Aphasie ICF. Praxiswissen Logopädie. Springer Verlag, Berlin, Heidelberg zu finden.

Für eine ausführliche Beschreibung modellorientierter Diagnostik und Therapie wird auf Stadie et al. (2013) sowie Stadie et al. (2019) verwiesen.

Derzeit stehen einige Diagnostikverfahren zur Verfügung, die auf dem Logogen-Modell aufbauen (siehe Tabelle 3 als Übersicht). Modellorientierte Untersuchungsinstrumente sind besonders gut geeignet, um aphasische Symptome in Hinblick auf ihre zugrunde liegende Störung in der Sprachverarbeitung zu analysieren und die spezifischen Komponenten und Routen zu erfassen. Die Materialien zur neurolinguistischen Aphasiediagnostik (Blanken 1996, 1999) beinhalten eine dezidierte Überprüfung der Wortproduktion, des Verständnisses für Wortformen sowie des semantischen Wortverständnisses.

Das **Diagnoseinstrument LEMO 2.0** (Lexikon modellorientiert) (Stadie et al. 2013) ermöglicht eine modellorientierte Untersuchung bei Störungen der Wortverarbeitung, die bei Aphasie, Dyslexie und Dysgraphie auftreten können. Dabei können sowohl erhaltene als auch gestörte Leistungen bei unterschiedlichen sprachlichen Aufgaben (z.B. Wortverständnis, Benennen, Lesen, Schreiben nach Diktat usw.) differentialdiagnostisch erfasst werden. Die Testergebnisse eines Patienten werden auf der Grundlage eines Wortverarbeitungsmodells eingeordnet, indem Annahmen über die Leistungsfähigkeit spezifischer kognitiv-sprachlicher Komponenten (z.B. auditive Analyse, phonologisches Input-Lexikon, semantisches System) getroffen werden. Auf der Grundlage der getroffenen Annahmen kann für jeden individuellen Patienten definiert werden, welche sprachtherapeutischen Interventionen für die jeweilige sprachliche Leistung angemessen und sinnvoll sind.

5.4 Kommunikativ-pragmatisch orientierte Verfahren

Die kommmunikativ-pragmatisch ausgerichtete Diagnostik erfasst mit Hilfe von alltagsnahen Dialogsituationen direkt und standardisiert kommunikative Aktivitäten und deren Auswirkungen auf den Alltag. Die Bewertung erfolgt in der Regel numerisch (Glindemann et al. 2018; Bongartz 1998; Schlenck et al. 1995; Blomert et al. 1994). Ebenso sollten auch Kontextfaktoren, welche die kommunikativen Möglichkeiten eines aphasischen Patienten beeinflussen, analysiert und berücksichtigt werden (WHO 2001).

Direkte Verfahren zur Erfassung der Alltagskommunikation

Der **Amsterdam-Nijmegen Everyday Language Test (ANELT)** (Blomert et al. 1994) ist ein für den niederländischen und deutschen Sprachraum evaluiertes Testverfahren für die Erfassung verbalkommunikativer Fähigkeiten im Alltag bei Aphasie. Ziel ist dabei nicht die korrekte linguistische Sprachproduktion, sondern die Erfassung der Fähigkeit, sprachliche Informationen angemessen zu übermitteln. Die Testergebnisse werden anhand der Einschätzungen der auditiven Verständlichkeit und inhaltlichen Verständlichkeit der Sprachäußerungen bewertet.

Obwohl die Testmaterialien in Deutschland leider immer noch nicht in einer veröffentlichten Version vorliegen, wird der Test im logopädischen Alltag eingesetzt. Die deutsche Version des ANELT ist im Internet verfügbar (Brunner/Steiner 2009).

Scenario-Test
Der in den Niederlanden von van der Meulen (2008) entwickelte Scenario-Test wurde auf der Grundlage des ANELT entwickelt. Er untersucht die verbale und nonverbale Alltagskommunikation bei Aphasie. Im Gegensatz zum ANELT erfasst der Scenario-Test nicht nur verbale Kommunikationsfähigkeiten, sondern untersucht differenziert auch die nonverbalen Kommunikationsfähigkeiten. Dazu gehört der Einsatz von Gesten, Mimik, Zeichnen, Schreiben oder anderer Hilfsmittel. Die allgemeinen Kommunikationsfähigkeiten werden auch unter Einbezug des Kommunikationspartners in einem interaktiven Setting erfasst. Aus diesen Gründen ist der Test insbesondere für schwere Aphasien geeignet.

Das **Kommunikativ-pragmatische Screening (KOPS)** (Glindemann et al. 2018) ist ein Instrument zur Untersuchung kommunikativ-pragmatischer Fähigkeiten bei Aphasie, das sowohl verbale als auch nonverbale Leistungen systematisch in kommunikativen Handlungen (Dialogen) erfasst. Das Screening eignet sich für schwere bis leichte Aphasien, die bereits ein stabiles Störungsbild zeigen.

Indirekte Qualitative Verfahren zur Erfassung kommunikativer Fähigkeiten

Neben der direkten Analyse der verbalen und nonverbalen Kommunikationsfähigkeit im Alltag können schriftliche oder mündliche Befragungen eine indirekte Einschätzung pragmatisch-kommunikativer Fähigkeiten bei Aphasie ermitteln. Hierfür eignen sich Fragebögen, die durch die standardisierte Vorgabe von Fragen oder Items vergleichbare Informationen liefern. Aufgrund der methodischen Herausforderung, Fragen so verständlich anzubieten, dass sie auch für Patienten mit schweren sprachlichen Einschränkungen zu beantworten sind, richten sich die meisten der im deutschen Sprachraum verfügbaren Fragebögen an Sprachtherapeuten, Pflegepersonal oder Angehörige. Das ist in vielen Fällen problematisch, da deren Einschätzung nicht unbedingt mit der des Betroffenen übereinstimmen muss.

Um direkt die persönliche Einschätzung der betroffenen Patienten zu erheben, versuchen einige Verfahren mithilfe von Piktogrammen, Skalen in Bildform, das Hervorheben von Schlüsselwörtern oder durch Hilfestellungen zur Verständnissicherung Patienten das Verstehen zu ermöglichen.

Zu den Verfahren, die sich bei der Befragung gezielt an die Betroffenen richten, zählen das **Aachener Lebensqualitätsinventar (ALQI)** (Hütter/Gilsbach 1995) sowie die **Kommunikationsorientierte Selbstbeurteilung bei Aphasie (KOSA)** (Böhlau et al. 2013; Kunter/Schütz 2016). Beide Verfahren sind allerdings nicht verfügbar.

Der **Communicative Activity Log (CAL)** (Pulvermüller et al. 2001) gehört zu den indirekten pragmatisch-funktionalen Instrumenten. Zwei Versionen stehen zur Verfügung: eine Version für Angehörige und eine Version für Betroffene. Der CAL besteht aus einem quantitativen und einem qualitativen Teil. Das Ziel ist die Erfassung des kommunikativen Verhaltens von Menschen mit Aphasie im Alltag.

Der **CETI-Bogen (Communicative Effectiveness Index)** von Lomas et al. 1989 wurde 1994 von Schlenck und Schlenck als deutsche Version veröffentlicht. Der CETI-Bogen ist ein Fragebogen für Angehörige mit 16 Fragen, die auf verbale und nonverbale, rezeptive und expressive Fähigkeiten des Patienten abzielen.

Weitere qualitative Methoden zur Erfassung kommunikativer Fähigkeiten und Teilhabe sind die teilnehmende Beobachtung (Simmons-Mackie/Damico 1996), das Aktivitätentagebuch für Menschen mit Aphasie (ATB) (Bach et al. 2013), die Dialogbeobachtung (Brunner/Hirzel 2009) oder das biografisch-narrative Interview (Corsten/Mende 2011; Corsten et al. 2014).

Ein anerkanntes Verfahren stellt die **Konversationsanalyse** dar, die sich am individuellen Gespräch eines Menschen mit Aphasie mit einer bekannten oder unbekannten Person orientiert. Konversationsanalytische Verfahren eignen sich insbesondere dafür, um zu analysieren, welchen Einfluss neurolinguistische oder kognitive Beeinträchtigungen (z.B. Verkürzung der verbalen Merkspanne) auf Alltagsgespräche zwischen Patienten und Angehörigen haben. Darüber hinaus können die Verfahren helfen, die eingesetzten Strategien der jeweiligen Gesprächspartner zur Klärung von Verständigungsproblemen zu ermitteln (Bongartz 1997).

Hierfür werden die Gespräche aufgenommen und transkribiert und anhand verschiedener Analysen auf unterschiedlichen Ebenen interpretiert. Allerdings ist die Konversationsanalyse sehr zeitaufwändig und im klinischen Alltag häufig nicht praktikabel.

6 Therapie der Aphasie

Die Therapie der Aphasie sollte so früh wie möglich beginnen. In Abhängigkeit von der physischen und emotionalen Belastbarkeit eines Patienten kann die Therapie intensiv durchgeführt werden (Empfehlung Leitlinie Schlaganfall: Diener/Weimar 2012).

Das Ziel jeder Aphasietherapie ist die Verbesserung der sprachlichen und kommunikativen Fähigkeiten (Schneider et al. 2021). Bei vaskulären Aphasien hat sich bei der Planung der Therapien die Orientierung an den klinischen Verlaufsphasen bewährt. In der **Akutphase** steht die sprachliche Aktivierung zur Unterstützung der Restitution temporär geschädigter Funktionen des Gehirns im Vordergrund. In der **postakuten** und **chronischen** Phase wird über das störungsspezifische Üben versucht, eine funktionelle Reorganisation der geschädigten Sprachsysteme zu erreichen. Begleitend zum störungsspezifischen Üben sollte der Transfer in den kommunikativen Alltag trainiert werden. Die Verbesserung der Kommunikationsfähigkeit steht immer im Mittelpunkt jeder Therapie. Die Bewältigung des kommunikativen Alltags kann auch durch den Einsatz von kommunikativen und nicht sprachlichen Strategien und Mitteln unterstützt werden. Auch digitale Medien wie Apps, Smartphone oder Tablet sollten zur Unterstützung der Selbstständigkeit und Partizipation eingesetzt werden.

Die Therapieplanung mit Festlegung von Zielen erfolgt auf der Grundlage des individuellen Leistungsprofils und in Absprache mit Patienten und ihren Angehörigen. Auch wenn es an wissenschaftlich nachgewiesenen wirksamen Therapiemethoden mangelt, haben sich einige der folgenden grundlegenden Prinzipien bei der Planung der Therapie als wirksam erwiesen (Baumgärtner/Staiger 2020; Beushausen/Grötzbach 2011; Grötzbach 2017; Wallesch 2009):

- Das Sprachverständnis sollte vor der Sprachproduktion geübt werden.
- Das Übungsmaterial sollte so spezifisch wie möglich auf die sprachlichen Schwierigkeiten angepasst, systematisch und möglichst multimodal geübt werden.
- Übungen sollten im Schwierigkeitsgrad graduell ansteigen (Shaping) und sehr viele Wiederholungen enthalten (Repetition).
- Die Therapie sollte hochfrequent durchgeführt werden (d.h. mindestens eine Stunde Therapie pro Tag für einen Zeitraum von minimal vier Wochen).
- Im Sinne der Kontextsensitivität werden alltagsnahe Aufgaben und der Transfer in den kommunikativen Alltag trainiert
- Die Eigenwahrnehmung sollte kontinuierlich geschult werden.

Insgesamt existieren viele unterschiedliche Therapieansätze bei Aphasie. Ein Überblick über die wesentlichen Ansätze findet sich in den Tabellen 4 und 5. Bislang ist die Wirksamkeit (Evidenz) der meisten Therapiemethoden und Therapiematerialien nicht wissenschaftlich belegt. Aus den fehlenden Nachweisen kann jedoch nicht geschlossen werden, dass eine bestimmte Methode oder die Verwendung bestimmter Materialien unwirksam ist. Auch müssen evidenzbasierte Therapieprinzipien durch die Faktoren Patientenpräferenzen und Expertenwissen ergänzt werden (Beushausen 2014; Beushausen/Grötzbach 2011; Dollaghan 2007). Die Wünsche des Patienten haben bei der Auswahl der Therapieinhalte und Methoden einen erheblichen Einfluss auf den Erfolg. Ebenso ist die klinische Expertise und Erfahrung des Therapeuten ein wichtiger Einflussfaktor für eine wirksame Therapie.

Die Wirksamkeit zweier spezifischer Therapiemethoden wurde in einigen Studien nachgewiesen: die Melodic Intonation Therapie (MIT) und die Constraint Induced Aphasia Therapy (CIAT).

6.1 Therapieansätze bei Aphasie

Therapien bei Aphasie lassen sich als Behandlungskonzepte beschreiben, die ein spezifisches theoriegeleitetes Vorgehen beinhalten. Sie sind in Anlehnung an die Verlaufsphasen der Aphasie-Erkrankung ausgerichtet und zielen auf die Verbesserung einer definierten sprachlichen bzw. kommunikativen Leistung ab. Demnach lassen sich Therapieansätze in sprachsystematische, modellbasierte, kommunikative und verhaltensorientierte Kategorien einteilen (vgl. Übersicht Tab. 4 und 5.).

Sprachsystematische Ansätze

Sprachsystematische, linguistisch orientierte Therapieansätze verfolgen das Ziel, gestörte linguistische Strukturen und Ebenen individuell zu verbessern. Dabei wird der Fokus auf die sprachliche Störung und ihre zugrunde liegenden sprachlichen Mechanismen gelegt. Die sprachlichen Störungen werden gezielt zumeist in einer Modalität geübt. (Neubert et al. 1992; Blanken et al. 2006; Werani 1997)

Anhand linguistischer Kriterien wie Wortart, Wortlänge oder morphologische Komplexität wird das Übungsmaterial eingeordnet. Da diese Kriterien dem mentalen Lexikon entsprechen, werden indirekt Lernprozesse angeregt. Spezifische Symptome eines Patienten sollen durch die Übungen gezielt trainiert werden. Von daher spricht man auch von symptomorientierten Ansätzen.

Die **Neurolinguistische Aphasie-Therapie (NAT)** nach Neubert et al. (ab 1992) ist eine umfangreiche Materialsammlung zur Aphasie-Therapie. Die Arbeitsblätter der jeweiligen Bände werden ergänzt durch einen linguistischen und therapeutischen Hintergrund und sind nach linguistischen Merkmalen systematisiert, z. B. nach Bedeutungsrelationen, morphosyntaktischen Relationen oder Aspekten der Wortverarbeitung bzw. des Wortabrufs.

Stimulierende Ansätze

Stimulierende bzw. modalitätsspezifische Ansätze zielen darauf ab, dass sprachliche Leistungen über eine Stimulierung des gesamten Systems reaktiviert werden. Dabei werden weder Lernprozesse bewusst stimuliert noch werden gezielt einzelne gestörte sprachliche Leistungen trainiert. Diese Ansätze kommen daher oft in der Aktivierungsphase bei akuten Aphasien zum Einsatz.

Für einen detaillierten Überblick siehe Nobis-Bosch et al. (2013): Diagnostik und Therapie der akuten Aphasie. Thieme, Stuttgart

Bei expressiv stark eingeschränkten Patienten mit einer Aphasie, die sich entweder noch in der Akutphase befinden oder bei denen verschiedene Therapieverfahren bislang erfolglos angewandt wurden, kann die **Melodische Intonationstherapie (M.I.T.)** nach Helm (1979) eine methodische Alternative sein. Besonders wirksam ist die Methode bei gutem Hörverstehen und der Fähigkeit zur Selbstkorrektur (Helm-Estabrooks/Albert 2004; Helm-Estabrooks et al. 1989; Norton et al. 2009; Schlaug et al. 2008, 2009; Sparks/Holland 1976).

Das traditionelle MIT-Programm wurde als vierstufiger Prozess mit progressiven Phasen konzipiert.

- In Stufe 1 summt der Kliniker intonierte Phrasen, während der Patient die Betonung oder den Rhythmus jedes melodischen Musters klopft.
- In Stufe 2 wiederholt der Patient die gesummten Phrasen gleichzeitig mit dem Therapeuten und klopft dabei das rhythmische Muster.
- In Stufe 3 wiederholt der Patient die intonierten Phrasen nach dem Therapeuten.
- In Stufe 4 wird eine Technik namens Sprechgesang, eine Art Sprechen mit singender Intonation angewandt, um den Patienten beim Übergang von einer konstanten melodischen Tonhöhe zu einer variableren Tonhöhe zu unterstützen, die typischerweise in normalen Gesprächen verwendet wird (Helm-Estabrooks/Albert 2004; Sparks/Deck 1994; Sparks et al. 1973).

Auch Alltagsphrasen können über diesen rhythmischen Sprechgesang geübt werden. Der Aufbau der Phrasen ist strukturiert und beginnt mit Einwortäußerungen (Hallo; Tschüs) und steigert sich auf 4–5 Wörter pro Phrase.

Änderungen in der MIT können vorgenommen werden, um den spezifischen Bedürfnissen des Patienten gerecht zu werden (Norton et al. 2009; Schlaug et al. 2008). MIT basiert auf der Annahme, dass eine verstärkte Nutzung der rechten Hemisphäre für den melodischen Aspekt der Sprache die Rolle dieser Hemisphäre bei der Sprachsteuerung verbessern kann (Goodglass/Calderon 1977;

Marshall/Holtzapple 1976; Norton et al. 2009; Sparks/Deck 1994; Sparks/Holland 1976). Eine verstärkte Stimulation der rechten Hemisphäre kann die Dominanz der geschädigten linken Hemisphäre bei der Sprachproduktion vermindern, wodurch die linke Hemisphäre weniger gefordert ist, die Sprachproduktion zu unterstützen (Schlaug et al. 2008; Sparks/Deck 1994), zumindest in der frühen Phase nach dem Schlaganfall (Belin et al. 1996).

Modellbasierte Ansätze

Modellbasierte Ansätze behandeln aphasische Symptome auf der Grundlage von psycho- oder neurolinguistischen Sprachverarbeitungsmodellen. Das Ziel ist es, gestörte Sprachverarbeitungsprozesse zu behandeln und so zu optimieren, dass sich ihre Funktionen verbessern.

Sehr bekannte Vertreterinnen dieses Ansatzes sind Stadie und Schröder (Stadie/Schröder 2009), die das Konzept der kognitiv orientierten Sprachtherapie mitbegründet haben und diese fortlaufend weiterentwickeln (Stadie et al. 2019).

Der Therapieansatz der kognitiv orientierten Sprachtherapie richtet sich an Aphasien, Dyslexien und Dysgraphien auf der theoretischen Grundlage des Logogen-Modells (Morton 1979). Anhand einer hypothesengeleiteten Vorgehensweise werden spezifische Wortverarbeitungsstörungen (bei Sprachverständnis, Wortproduktion, Lesen und Schreiben) unterschiedlicher funktionaler Ursache behandelt. Die Therapiemethoden sind empirisch erprobt und werden in vielen Fallbeispielen veranschaulicht. Das verwendete Therapiematerial wurde nach neuro- und psycholinguistischen Parametern kontrolliert. Detaillierte Anleitungen für das therapeutische Vorgehen im Einzelfall, Fallbeispiele und Protokollbögen stehen für die individuelle Therapieplanung und Dokumentation zur Verfügung.

Der Therapieansatz ist nur für aphasische Wortverarbeitungsstörungen geeignet. Störungen, welche die Syntax oder Textverarbeitung betreffen, können mit diesem Konzept nicht behandelt werden.

Bislang existieren nur vereinzelte strukturierte Therapiekonzepte, die auf der Grundlage eines linguistischen Sprachverarbeitungsmodells aufbauen. Ein Beispiel ist der modifizierte Ansatz der Reduzierten Syntax-Therapie REST (Schlenck et al. 1995) von

Schneider et al. (2002), der auf der Grundlage des Levelt-Modells aufgebaut ist. Ein weiteres Beispiel ist das theoriegeleitete, störungsspezifische und computergestützte Therapiekonzept für die Behandlung von Störungen des phonologischen Enkodierens bei Aphasie von Corsten et al. (2004) bzw. Corsten/Mende (2011): Ther-A-Phon.

Tab. 4: Therapieansätze mit linguistischem, modellorientiertem und stimulierendem Ansatz

Linguistisch	
NAT (Neurolinguistische Aphasietherapie) (Nach Neubert et al. 1962)	• Ziel: Verbesserung linguistisch konkreter Äußerungen • NAT-Reihe beinhaltet umfangreiche Materialien in Form von Arbeitsblättern • jeder Band fokussiert einen Störungsschwerpunkt, z. B. lexikalisch-semantische Störungen
Modellorientierte Ansätze	
BILEX (Bielefelder Therapiematerial zum lexikalischen Wortabruf) (Richter et al. 2014)	• Ziel: Verbesserter Zugriff auf das Lexikon der Patienten • Training der lexikalisch-phonologischen Fähigkeiten durch z. B. Reimwörter • Besonders geeignet bei Patienten mit Restaphasien mit formal-lexikalischem Störungsschwerpunkt
Kognitiv orientierte Sprachtherapie (Stadie/Schröder, 2009)	• Ziel: Verbesserung spezifischer Wortverarbeitungsstörungen – nach neuro- und psycholinguistisch-gewählten Parametern kontrolliertes Material • Anwendung bei Patienten mit chronischer Aphasie/Dyslexie/Dysgraphie
MOAT (Modellorientierte Aphasietherapie) (Barthel 2005)	• Ziel: Verbesserung der verbal expressiven Kommunikationsfähigkeit • Erstellung individueller Therapiematerialien und Anwendung des Shaping-Prinzips • Anwendung bei Patienten mit chronischer Aphasie

REST (Reduzierte-Syntax-Therapie) (Schlenck et al. 1995)	• Ziel: Verbesserung der Alltagskommunikation durch die Erarbeitung elliptischer Äußerungen • Systematische Erarbeitung reduzierter Strukturen in mehreren Therapiephasen • Besonders geeignet für Patienten mit schwerem Agrammatismus
Ther-A-Phon (Corsten/Mende, 2011)	• Ziel: Stimulation der phonologischen Verarbeitung durch eine kontrollierte Variation linguistischer Parameter • Training mit Minimalpaarketten als Wortstimuli • Besonders geeignet bei Patienten mit aphasisch-phonologischen Störungen
Stimulierende Ansätze	
MIT (Melodische Intonationstherapie) (nach Helm, 1979)	• Ziel: Reaktivierung der sprachlichen Leistung über die Stimulation des gesamten Systems, ohne auf spezifische Defizite einzugehen • Systematische Nutzung von Melodie und Rhythmus • Besonders geeignet bei Patienten mit schwerer Aphasie
MODAK (Modalitätenaktivierung in der Aphasie-Therapie) (Lutz 2009)	• Ziel: Aufbau und Automatisierung sprachlicher und kommunikativer Fähigkeiten • Training aller sprachlichen Modalitäten durch eine festgelegte Serie von Therapieschritten • Anwendung bei Patienten mit schwerer Aphasie
SIPARI (Jungbluth, 2005)	• Verbesserung der sprachlichen als auch sprechmotorischen Leistungen • Musikunterstützte Sprachanbahnung durch ein abgestuftes Training • Anwendung bei Patienten mit chronischer Aphasie (und Sprechapraxie)

VAT (Visual Action Therapy) (nach Helm-Estabrooks et al. 1982)	• Ziel: nonverbale Erarbeitung objektbezogener Gesten • Systematisches Training von Zuordnen von Bildern zu Objekten und Gesten zu Bildern • Anwendung bei Patienten mit globaler Aphasie
VNeST (Verb Network Strengthening Treatment) (Edmonds, 2014)	• Verbesserung der sprachlichen Leitung durch die Stärkung der semantischen Netzwerke von Verben und ihren assoziierten Argumenten • Annahme, dass isoliertes Verbtraining keinen generalisierenden Effekt bringt, daher Training der gesamten Argumentationsstruktur • besonders geeignet für Patienten mit Verbdefiziten

Verhaltensorientierte Ansätze

Constraint-Induced Aphasia Therapy **(CIAT)** ist definiert als eine systematische Einschränkung verbaler und nonverbaler Kommunikationsmodalitäten mit massiver Übung gezielter Sprachfertigkeiten (Meinzer et al. 2004). Im CIAT-Protokoll werden die kommunikativen Verhaltensweisen schrittweise zu einer komplexeren sprachlichen Kommunikation geführt. Die Einschränkungen werden durch die Struktur des eingeführten Materials auferlegt, das die „vom Therapeuten formulierten Regeln und die Gestaltung und Modellierung" (Pulvermüller et al. 2001) umfasst. Viele Studien konnten die Wirksamkeit der Therapieform im Vergleich zur konventionellen Therapie nachweisen, indem signifikante Steigerungen der sprachlichen Fähigkeiten festgestellt wurden (Vuksanovi□ et al. 2018; Zhang et al. 2017; Pulvermüller et al. 2001; Meinzer et al. 2004; Meinzer et al. 2005).

Es handelt sich um eine Weiterentwicklung der Constraint-Induced Movement Therapy **(CIMT)** (Taub et al. 1999, 2002), die auf der Grundlage des Konzepts des „gelernten Nichtgebrauchs" beruht. Die Annahme ist, dass nach einem Insult die betroffene Extremität nicht mehr angemessen gebraucht wird, da der Einsatz und die Anwendung dieser Extremität unmittelbar nach dem Schlaganfall negative Konsequenzen zur Folge hat (zum Beispiel fällt beim Versuch zu trinken das Glas um). Durch ein Training motorischer Funktionen, das an lerntheoretischen und neurowissenschaftlichen Prinzipien orientiert ist (CIMT) wird eine kortikale Reorganisation erzielt, die einer durch „gelernten Nichtgebrauch“ bedingten Verkleinerung entsprechender Hirnareale entgegenwirken kann (Liepert et al. 2000). Zur Überwindung dieses „gelernten Nichtgebrauchs“ werden in der verhaltensorientierten Aphasietherapie drei Grundregeln konsequent umgesetzt (Elbert et al. 2003; Pulvermüller et al. 2001):

- Massed Practice: Die Patienten erhalten über einen Zeitraum von 10 Tagen täglich 3 Stunden Therapie. Damit wird eine sehr hohe Intensität von Übungseinheiten erreicht.
- Shaping: Steigerung des Schwierigkeitsgrades ausgewählter Übungen mittels Variation des Materials hinsichtlich Abstraktheit, Frequenz oder Wortlänge.
- Constraint-Induced: Unterbinden nonverbaler Kommunikationsmittel mit gleichzeitig maximaler Förderung und Stimulierung verbaler Kommunikation. Ziele sind eine Erweiterung des Wortschatzes sowie eine Zunahme der Komplexität sprachlicher Äußerungen.

Meinzer et al. (2004) beschreiben die Prinzipien des Shapings durch den graduellen Anstieg der Anforderungen, durch die Auswahl des Therapiematerials und die geforderten Formulierungen. Die Patienten werden beim Erreichen der nächsthöheren Anforderungsstufe durch entsprechende Rückmeldung positiv für ihre Leistungen verstärkt.

Kommunikativ-pragmatisch orientierte Therapie

Der kommunikativ orientierte Therapieansatz versucht, Kommunikation mit allen verfügbaren Ausdrucksmitteln zu verbessern, ohne dabei gezielt an sprachsystematischen Einschränkungen zu arbeiten. Die Annahme ist, dass Kommunikation sowohl mit sprachlichen als auch mit nichtsprachlichen Mitteln funktioniert und somit Prosodie, Gestik, Mimik und Kontext eine bedeutsame Rolle in der Verständigung spielen. Aphasietherapie wird als Kommunikationstherapie und nicht als störungsspezifische Sprachtherapie verstanden. Schwerpunkt dieser Therapie stellt das Training zum Einsatz und zur Optimierung nicht nur von Gestik, Zeichnen, Schrift und Kommunikationsbüchern dar, sondern auch von kompensatorischen verbalen Strategien wie zum Beispiel das Umschreiben. Beispiele, solcher kommunikativer Therapieformen, sind **PACE (Promoting Aphasics' Communicative Abilities)** von Davis et al. (1985); eine Weiterentwicklung dieser Methode wird in Pulvermüller (1990) vorgestellt; sowie die Kommunikationstherapie nach Bongartz (1998).

Einen Überblick über kommunikativ-pragmatische Therapieansätze bietet Schütz, S. (2013): Kommunikationsorientierte Therapie bei Aphasie. Ernst Reinhardt, München

Tab. 5: Therapieansätze mit kommunikativem und kompensatorischem Ansatz

Kommunikative Ansätze	
CIAT (Constraint-Induced Aphasie Therapy) (Pulvermüller et al. 2001)	• Ziel: Training verbaler Kommunikation durch Unterbindung alternativer kommunikativer Mittel • Durchführung im interaktiven Gruppensetting • Anwendung bei Patienten mit chronischer Aphasie • auch *Intensive Language Action Therapy* genannt
PACE (Promoting Aphasics Communicative Effectiveness) (Davis/Wilcox 1981)	• Ziel: Verbesserung der kommunikativen Fähigkeiten im Alltag durch Training im Dialogsetting • Ansatz orientiert sich an den vier Aspekten natürlicher Gespräche: Patient und Therapeut tauschen neue Informationen aus/freie Wahl sprachlicher Modalitäten/natürliche Rückmeldungen/gleichberechtigte Rolle • Anwendung unabhängig von Phase/Schwierigkeitsgrad der Aphasie möglich

PAKT (Partner-Aphasiker-Kommunikations-Training) (Roth, 1989)	• Ziel: Lösung innerfamiliärer (Aphasiker und Angehörige) kommunikativer Probleme und kommunikative Behandlung interfamiliärer schwieriger Themen • familientherapeutische Grundlage • Teilnehmende: Aphasiker und Partner, Sprachtherapeut und PAKT-Therapeut
Kompensatorische Ansätze	
Kommunikationsbücher	• Ziel: Ermöglichung der Kommunikation über gestische und grafische Systeme • Indikation bei massiven sprachlichen Störungen • nicht geeignet für Patienten mit neuropsychologischen Defiziten
Unterstützte Kommunikation	• Ziel: Ermöglichung der Kommunikation über Hilfsmittel und Förderung der Teilhabe • durch Einsatz von körpereigenen Mitteln (Gesten, Gebärden) oder elektronischen Hilfsmitteln (Kommunikationsgeräte, Apps) • Anwendung unabhängig von Phase/ Schwierigkeitsgrad der Aphasie möglich

Ein neues evidenzbasiertes Therapiemanual ist ESKOPA-TM (2020), welches unter Bezugnahme des „Sprachsystematischen Aphasiescreening“ (SAPS) und dem „Kommunikativ-pragmatischen Screening“ (KOPS), entwickelt wurde. Es dient als Leitfaden für die evidenzbasierte Therapie bei Aphasie dar. ESKOPA-TM enthält Therapieitems, die identisch mit denen des SAPS und KOPS sind und die in verschiedenen Aufgabentypen mit steigenden sprachlichen und kommunikativen Anforderungen in der Therapie erarbeitet werden. Auf der Basis der Eingangsuntersuchung werden individuell je zwei sprachsystematische und kommunikativ-pragmatische Therapieschwerpunkte definiert. Die logopädische/sprachtherapeutische Therapie umfasst eine dreiwöchige intensive Therapiephase mit einem wöchentlichen Therapieumfang von mindestens zehn Zeitstunden Sprachtherapie mit mindestens einer Zeitstunde Therapie pro Tag. Zusätzlich wird das selbstständige Üben des Patienten von den Therapeutinnen angeleitet.

6.2 Beratung der Angehörigen und Patienten

Bei chronischen Erkrankungen wie Aphasie nach Schlaganfall sind viele Familien und die Partner der Betroffenen auf wohnortnahe Unterstützung im Alltag angewiesen. Neben der Pflegebetreuung sind viele Aufgaben besonders im ersten Jahr nach der Erkrankung zu bewältigen. Familien geraten schnell in die soziale Isolation und fühlen sich überfordert und allein gelassen (Bilda 2017). Für eine erfolgreiche Rehabilitation der Aphasie ist ein stabiles soziales Umfeld von großer Bedeutung (Herrmann et al. 1989; Hemsley/Code 1996). Die Beratung und Unterstützung der Angehörigen ist ein wichtiger Baustein in der Aphasiebehandlung (Lesser/Algar 1995).

Die Beratung der Angehörigen kann nach Tesak (2001) die folgenden drei Bereiche umfassen:

1. Aufklärung, Informationen über die Erkrankung Aphasie
2. Vermittlung von Strategien für den Umgang mit dem Patienten (zum Beispiel aus Lutz 1996) und Kommunikationstherapie für Angehörige zusammen mit ihren Partnern wie beispielsweise in Bongartz (1998) beschrieben
3. psycho-soziale Hilfen zur Stärkung der eigenen Rollen, Selbstwirksamkeit und Problemlösefindung, Hilfestellung bei Entscheidungsprozessen

Um ein systematisches Konzept für die Beratung und Unterstützung von Angehörigen und Patienten oder Patientinnen nach Schlaganfall und Aphasie zu entwickeln und zu evaluieren, wurde das Modellprojekt **„GeSa" (Geschulte Schlaganfallhelferinnen und Schlaganfallhelfer – Ein Partnerschaftliches Modell für die wohnortnahe Versorgung;** Laufzeit 2013–2015) über das Ministerium für Gesundheit, Emanzipation, Pflege und Alter des Landes Nordrhein-Westfalen (MGEPA NRW) und den Europäischen Fonds für regionale Entwicklung finanziell gefördert.

Das Ziel des Projektes war es, ein ehrenamtsunterstütztes Versorgungsmodell für die ambulante Versorgung von Patienten und Patientinnen nach Schlaganfall sowie deren Angehörige zu entwickeln und wissenschaftlich in Hinblick auf die Wirksamkeit zu evaluieren. Um die gesundheitsbezogene Lebensqualität von Betroffenen und deren Angehörigen nachhaltig zu verbessern, wurden 15 Schlaganfall-Helfer und Schlaganfall-Helferinnen in einer Schulung dazu befähigt, individuelle fachliche und emotionale Unterstützung in der ambulanten Langzeitnachsorge zu übernehmen. Das Forschungsprojekt konnte nachweisen, dass die geschulten Helferinnen und Helfer wirksame Unterstützung und Beratung in der häuslichen Versorgung nach Schlaganfall geleistet haben (Bilda/Stricker 2021).

Der Einsatz der Schlaganfall-Helferinnen und -Helfer führte insgesamt zu mehr Selbstvertrauen, mehr Freizeitaktivitäten und mehr Lebensqualität und damit zu einer erhöhten sozialen und gesellschaftlichen Teilhabe auf Seiten der Schlaganfall-Betroffenen. Auf Seiten der Angehörigen konnte die Begleitung positive Effekt auf das allgemeine Wohlbefinden der Angehörigen nachweisen. Angehörige haben auch die verbesserte Kommunikation mit dem Partner oder der Partnerin und innerhalb der Familie (Kinder, Enkelkinder) als positiven Effekt durch die individuelle Begleitung angegeben.

Insgesamt zeigte sich, dass die besondere Stärke der Schlaganfall-Helferinnen und -Helfer darin lag, flexibel und offen auf die Diversität der Kontexte bei den Betroffenen und Angehörigen zu reagieren und zu agieren. Die Begleitung durch geschulte Schlaganfall-Helferinnen und -Helfer führte zu einem Gefühl von Sicherheit und Orientierung bei den Familien und gleichzeitig zu einer nachhaltigen Optimierung von Strukturen und Prozessen (Bilda/Stricker 2021).

Strukturell ist die Funktion des ehrenamtlich tätigen Schlaganfallhelfers komplementär zum professionellen Schlaganfall-Lotsen (Fröhlich et al. 2012) angelegt. Diese sind in enger Zusammenarbeit als kollegiales Team organisiert. Darüber hinaus sind die ehrenamtlichen Schlaganfall-Helferinnen und -Helfer lediglich als ergänzendes Angebot in der Schlaganfallversorgung verortet. Ein Ersatz für professionelle Leistungsangebote (z.B. Pflegedienste) ist nicht vorgesehen, stattdessen können Schlaganfall-Helferinnen und -Helfer den professionellen Leistungserbringern eine unterstützende Hilfe für ihre Tätigkeit sein (Bilda 2012).

Mit dem Ende des Modellprojektes hat die Stiftung Deutsche Schlaganfall-Hilfe ab 2015 mit großem Erfolg begonnen, das Projekt bundesweit zu vervielfältigen. Dafür wurden standardisierte Umsetzungsprozesse und verschiedene organisatorische und strukturelle Rahmenbedingungen für die praktische Weiterentwicklung definiert und weiterentwickelt (Bilda/Stricker 2021).

Grundsätzlich sollten in jeder Phase der Behandlung Patientinnen und Patienten und Angehörige auf Selbsthilfegruppen und die Selbsthilfeverbände hingewiesen werden und die Integration in eine Selbsthilfegruppe unterstützt werden (Empfehlung Leitlinie, DGN 2012, Diener/Weimar 2012).

6.3 Neue Technologien in der Aphasietherapie

Digitalisierung und Mensch-Technik-Interaktion sind die gesellschaftlichen Zukunftstrends. Digitale Technologien und Roboter vernetzen Menschen, Geräte und Gegenstände miteinander und daraus entwickeln sich neue Formen der Interaktion und Kommunikation. Im Sozial- und Gesundheitswesen haben sich digitale Informations-, Beratungs- und Therapieangebote gut etabliert. Auch für die Logopädie werden immer mehr Apps und digitale Trainingsangebote entwickelt, die insbesondere als intensives und selbstbestimmtes Heimtraining zum Einsatz kommen (Frieg et al. 2017; Meyer/Bilda 2017; Späth et al. 2017; Völter et al. 2020). Digitale flexible logopädische Übungsformate ermöglichen Therapeut und Patient ein von Zeit und Raum unabhängiges Üben unter fachlicher Anleitung und individueller Rückmeldung (Bilda 2017).

Lange waren digitale Angebote in der Logopädie/Sprachtherapie in Deutschland umstritten und deshalb nicht Bestandteil des Heilmittelkatalogs. Das Voranschreiten der Digitalisierung in unserer Gesellschaft und der zunehmende Fachkräftemangel in den Gesundheitsberufen sind gewichtige Argumente für die Integration digitaler Angebote in die Gesundheitsversorgung.

Der Markt für Gesundheits-Apps und digitale Anwendungen entwickelt sich sehr dynamisch. Die Systeme fördern die Selbstständigkeit und unterstützen die Autonomie der Patienten. Therapeuten können digitale Anwendungen wie Apps sowohl als angeleitetes Eigentraining einsetzen als auch in virtuellen oder Vor-Ort-Therapien integrieren. Bislang fehlen Therapiestandards für die Umsetzung von Therapieinhalten in ein virtuelles Format. Der US-amerikanische Berufsverband ASHA hat einige Empfehlungen zur Umsetzung und Anwendung logopädischer Teletherapie veröffentlicht (Andricks/Smith 2020).

Technologiegestützte Therapie

International wurden in den letzten Jahren vielfältige internet- und computerbasierte Verfahren entwickelt, die einen nachweisbar positiven Effekt der funktionalen sprachlichen Kommunikation und eine Steigerung der Fähigkeit des Selbstmanagements zeigen konnten (Zhang et al. 2018). In Deutschland wurden bislang einige wenige computer- und internetbasierte Therapieangebote entwickelt, deren Wirksamkeit bislang wissenschaftlich kaum nachgewiesen wurde (Bilda 2017). Einen Überblick über die derzeit verfügbaren Apps, die spezifisch für die Therapie der Aphasie entwickelt wurden, wird in Tab. 6 gegeben. Die Apps sind auf einem Tablet und unter IOS und Android verfügbar.

Tab. 6: Apps für die Aphasietherapie

App	Inhalte	URL
NeoLexon Aphasie	Selbstständiges Worttraining für Patienten mit leichter, mittelgradiger und schwerer Aphasie. Umfangreiche Wortsammlung bietet Grundlage für individuelle Übungssets. Jeweils eine Version für Therapeuten und Patienten	https://neolexon.de/
Aphasie Speech-Care	Training für alle sprachlichen Modalitäten (z. B. Benennen, Wort-Bild-Zuordnung, Lückensätze)	https://www.speechcare.de/
DiaTrain Hochschule für Gesundheit	Videogestütztes Dialogtraining	https://apps.apple.com/us/app/diatrain/
Tactus Language Therapie Anwendung für Aphasie	Umfangreiches Therapiematerial für vier Bereiche: Verstehen, Benennen, Lesen und Schreiben. Alle Ergebnisse werden sehr übersichtlich dokumentiert.	https://tactustherapy.com/

Die aufgeführten Programme werden sowohl in der Präsenztherapie als auch als Training für zu Hause eingesetzt. Die App DiaTrain (Meyer/Bilda 2017; Bilda et al. 2014; Bilda 2011) wurde über einige Jahren im Rahmen von Forschungsprojekten entwickelt und fortlaufend evaluiert. Seit Januar 2017 ist die **iPad®-App DiaTrain** im AppStore (iOS) erhältlich und eine Android-Version ist geplant. Das Sprachtraining wurde als Ergänzung zur regulären Sprachtherapie speziell für Menschen mit einer Sprach- und Kommunikationsstörung entwickelt. Die App beinhaltet kurze strukturierte Videosequenzen von alltäglichen verbalen Skripten, die mithilfe von verschiedenen Hilfestufen geübt werden können. Verbale Skripte werden als eine Art „Handlungsschema" für stereotype und oft wiederholte Situationen definiert. Ziel des Trainings ist, die Anzahl von verbalen Äußerungen zu erhöhen und somit die verbale Kommunikationsfähigkeit zu verbessern.

Die **App Neolexon** beinhaltet individuelle Übungssets aus Wörtern, Sätzen und Texten für die Aphasietherapie. Mit rund 10.000 Bildern stehen umfangreiche Therapiematerialien zum mündlichen und schriftlichen Benennen sowie zum auditiven Sprachverständnis und Lesesinnverständnis zur Verfügung. Eine Patienten-Version der Aphasie-App bietet Patienten ein Eigentraining; mit Hilfe der Therapeuten-App für Praxis oder Klinik verknüpft sich der Therapeut mit der App des Patienten über einen Code und kann so das Eigentraining zuhause über das Internet individuell an die Patientenbedürfnisse und den Therapieerfolg anpassen. Die App ist als Medizinprodukt zertifiziert.

Darüber hinaus werden Apps aus dem Fremdsprachbereich und eigene individuell gestaltete Therapie-Apps in der Aphasietherapie eingesetzt (Fillbrand 2020).

Teletherapie

Teletherapie beinhaltet unterschiedliche Anwendungen, z.B. Live-Videokonferenzen, in denen sich Patient und Therapeut gegenseitig am Bildschirm sehen, oder unterschiedliche

Behandler tauschen Krankheitsgeschichten aus (Store-and-Forward). Ebenfalls zählt die Patientenfernüberwachung (Remote Patient Monitoring; RPM) dazu sowie sogenannte „mHealth"-Anwendungen (Bilda et al. 2021). Diese Anwendungen können durch den Einsatz von künstlicher Intelligenz ergänzt werden, zum Beispiel durch automatische Spracherkennung (ASR). Diese liegt weit über dem Niveau von Alexa und Siri und ist in der Lage, Rückmeldungen über die korrekte Produktion von Lauten, Silben und Lautstärke zu erzeugen (Goetze 2019). Mit dieser neuen Technologie bieten sich vielversprechende Möglichkeiten für ein individuelles Eigentraining bei neurogenen Sprach- und Sprechstörungen.

Die American-Speech-Language-Hearing Association (ASHA) veröffentlichte eine Reihe von Empfehlungen für die Durchführung von Teletherapie, in denen vor allem auf die Beachtung des Datenschutzes bei der Auswahl und Anwendung eines digitalen Therapieprogramms hingewiesen wird (Andricks/Smith 2020; www.asha.org).

Evidenzen für Teletherapie bei Aphasie

Teletherapie ist international als logopädisches Versorgungsmodell anerkannt und ihre Wirksamkeit und Akzeptanz gelten als wissenschaftlich belegt (Langbecker et al. 2019; Rangarathnam et al. 2016; Weidner/Lowman 2020).

Ein 2020 erschienenes Scoping-Review zeigte anhand fünf eingeschlossener Studien eine vergleichbare Wirksamkeit von Screen-to-Screen-Therapie und Präsenztherapie hinsichtlich der Benennleistung von Patienten mit Aphasie (Cordes et al. 2020). Ergebnisse einer weiteren randomisiert kontrollierten Studie aus Norwegen bestätigten dies und zeigten ebenfalls keine signifikanten Unterschiede zwischen beiden Settings (Øra et al. 2020).

Auch teletherapeutische Gruppentherapien erwiesen sich in einer nicht-kontrollierten Studie als wirksam hinsichtlich der Verbesserung der kommunikativen Teilhabe (Lavoie et al. 2017). Ein weiteres systematisches Review bewertete die Durchführbarkeit und Wirksamkeit von Videotherapie bei verschiedenen neurologischen Störungsbildern, unter anderem auch bei Aphasie, anhand 31 ausgewählter Studien. Die Ergebnisse liefern Belege für die Durchführbarkeit und vorläufige Beweise für die Wirksamkeit von Videotherapie bei erwachsenen Patienten (Weidner/Lowman 2020).

Fallbeispiel: Teletherapie bei postakuter Aphasie
Für das folgende Fallbeispiel wurde ein fiktives Patientenprofil konstruiert. Der Patient Herr Meyer ist 53 Jahre alt und erlitt vor fünf Monaten einen Schlaganfall. Während der Diagnostik zeigen sich Probleme bei der Wortformaktivierung (Tip-of-the-Tongue-Phänomen) sowie vermehrt Wortwiederholungen und Satzabbrüche. Insgesamt wirkt der Patient sehr unsicher in der Spontansprache. Herr Meyer ist Betriebswirt und arbeitete vor dem Schlaganfall in leitender Position in einem Unternehmen. Das Ziel seiner Behandlung ist die Normalisierung der Sprache und Rückkehr in den Beruf. Durch das digitale Setting wird mit verschiedenen Medien wie Dokumenten und Whiteboards im geteilten Zugriff, Karteikarten, Videoaufnahmen und Audiodateien gearbeitet. Zum Beispiel kann der Wortabruf durch selbsterstellte digitale Bildersammlungen mit Fotos und Screenshots oder durch Assoziationsübungen mit Hilfe von Mindmaps und Flipcharts trainiert werden.
Weiter wird innerhalb der Therapie eine umfangreiche digitale Arbeitsmappe erstellt, welche alle erarbeiteten Inhalte umfasst. Diese dient als Motivationsanker, Übungssammlung und Nachschlagewerk. Durch das digitale Setting können Ton- und Videoaufnahmen und simultane Hilfestellungen über Textnachrichten leicht integriert werden. Besonders das gemeinsame Ansehen von Videoaufnahmen des Patienten während Übungssequenzen kann als Feedbackstrategie genutzt werden und eignet sich zur Schulung der Eigenreflexion und Wahrnehmung von Therapie-Erfolgen. Insgesamt fördert die selbstwirksame Gestaltung der Therapie die Weiterentwicklung patientenspezifischer Kompetenzen.

Zusammenfassend gilt, dass Teletherapie in der Logopädie zukünftig ein unverzichtbares Versorgungsformat sein wird. Digitale Lösungen bieten eine ressourcenschonende Versorgung von Patienten, die dabei weiterhin qualitätsgesichert bleibt. Logopädische Teletherapie erfordert die Entwicklung neuer digitaler Diagnostik- und Therapiematerialien sowie ein erweitertes Kompetenzprofil von Therapeutinnen und Therapeuten (Bilda 2021; Bilda et al. 2021; Bilda et al. 2020). Digitalisierte logopädische Behandlungen in Form von Teletherapie sind eine gesellschaftliche Notwendigkeit und deshalb aus „strukturellen und individuellen Gründen unverzichtbar“ (Deutscher Bundesverband Logopädie 2020).

Soziale Roboter

Roboter kommen in Deutschland bislang vorwiegend in der Industrie und Produktion zum Einsatz, z.B. in der Automation in der Autoindustrie. Inzwischen steht der Einzug von Robotern und künstlicher Intelligenz (z.B. Saugroboter, Alexa, Drohnen) auch in privaten Haushalten zur Diskussion. Bisher wurde der Einsatz von Robotern in den sozialen und therapeutischen Berufen nicht näher diskutiert, weil diese Berufe durch ihren direkten Kontakt mit Menschen eher ungeeignet für den Einsatz der Robotik schienen. Durch den Einsatz von Pflegerobotern und die fortschreitenden Möglichkeiten der technischen Entwicklungen werden Chancen und Risiken der Robotik in den Gesundheits- und Pflegeberufen zunehmend mehr diskutiert. Während in Japan Pflegeroboter und auch soziale Roboter in privaten Haushalten und der therapeutischen Versorgung zum Einsatz kommen, steht Deutschland noch eher am Beginn dieser Entwicklung.

In der Robotik werden zwei Typen von Robotern unterschieden. Auf der einen Seite gibt es Serviceroboter, deren Ziel es ist, menschliche durch technische Leistungen zu ersetzen. Dieser Typ Roboter wird vorrangig in der produzierenden Industrie eingesetzt. In einem deutschen Krankenhaus wird „Günther" als typischer Vertreter für einen Serviceroboter eingesetzt, der als Hol- und Bringdienst fungiert und Körbe, Wäsche, Mahlzeiten etc. transportiert. Kontakt mit Patienten findet dabei nicht statt Bendel 2018).

Auf der anderen Seite werden soziale Roboter entworfen, die mit Menschen kommunizieren und sozial interagieren. Es gibt zahlreiche Definitionen sozialer Roboter, die jedoch auf unterschiedliche Aspekte fokussieren. Eine Definition, die den Schwerpunkt auf soziale Interaktion legt, hat Kate Darling (2021) vorgeschlagen. Sie beschreibt soziale Roboter als physisch verkörperte Agenten, die auf sozialer Ebene mit Menschen kommunizieren und interagieren. Soziale Roboter werden im Gegensatz zu Industrierobotern und Haushaltshilfen dafür entworfen, über Sozialverhalten mit Menschen zu interagieren: die Projektion möglichst menschlicher Eigenschaften wird durch die Nachbildung menschlicher Gestik, Mimik und einer so weit wie möglich autonomen Bewegung der Roboter erreicht (Darling 2021).

Soziale Roboter sind hochkomplexe Gebilde, die technischen

Anforderungen als auch Anforderungen aus dem Bereich menschlicher Kommunikation und Interaktion entsprechen müssen (Fischer 2021). Der Roboter „Pepper“ bewegt sich, dreht seinen Kopf bei Ansprache und reagiert auf taktile Signale wie Berührungen.

Einsatzfelder für soziale Roboter sind die Bereiche Gesundheit, Unterhaltung und Bildung. Roboter können Kinder mit kognitiven oder kommunikativen Einschränkungen wie Autismus unterstützen.

Mit der neuen Generation von sozialen Robotern findet eine unmittelbare Interaktion statt; diese kann in Form von Berührungen, Sprache oder Emotionen gestaltet werden (Brendel 2021). Da sowohl die Umgebung als auch die beteiligten Personen eine hohe Varianz aufweisen, ist die Entwicklung sozialer Roboter sehr herausfordernd.

Die Robbe „Paro“ (Personal Assistent Robot), ein Roboter aus Japan, wird im direkten Patientenkontakt eingesetzt. Die Robbe ist ein sozialer Roboter, da sie emotionale und soziale Reaktionen im Kontakt mit Menschen zeigt. Wenn sie gestreichelt wird, gibt sie wohlige Töne von sich. Wird die Robbe nicht beachtet, weint sie jämmerlich. Studien mit Demenzerkrankten (Kang et al. 2020) wiesen signifikante Verbesserung des Antriebs, der sozialen Interaktion und der Reduzierung von Medikamenten bei dementen Patienten nach einer Intervention mit der Robbe nach.

Eine aktuelle Studie von Korn et al 2021 untersucht die Akzeptanz von sozialen Robotern bei 197 älteren Menschen aus Deutschland und Italien im kulturellen Vergleich untersucht. Die Personen wurden befragt, welche Funktionalitäten sie sich in Bezug auf einen Roboter im Bereich Gesundheit und Pflege wünschen. Viele ältere Personen betrachten soziale Roboter als „assistierende technische Geräte“ und würden diese akzeptieren, wenn sie funktional für Pflege- und Dienstleistungen eingesetzt werden.

Sie erwarten, dass Roboter von Versicherungen und der öffentlichen Hand bezuschusst werden. Zukünftig sollten soziale Roboter in die Datenbank der medizinischen Hilfsmittel integriert werden. Kommunikative und emotionale Fähigkeit eines Roboters werden eher negativ eingeschätzt, da ältere Menschen befürchten, dass Begleitroboter die Gesellschaft entmenschlichen und die Einsamkeit erhöhen könnten.

Soziale Roboter werden unterschiedlich definiert, wobei die Definitionen auf unterschiedliche Aspekte fokussieren. Eine Definition, die den Schwerpunkt auf soziale Aspekte legt, stammt von Hegel et al.

> „A social robot is a robot plus a social interface. A social interface is a metaphor which includes all social attributes by which an observer judges. The robot as a social interaction partner" (Hegel et al. 2009, 6).

Nach den Autoren wird ein sozialer Roboter vor allem deshalb als soziales Wesen gesehen, da Menschen ihm bestimmte soziale Fähigkeiten automatisch zusprechen. Dautenhahn (2007) stellt in ihrem Artikel weitere Beschreibungen sozialer Roboter vor. Diese sind aufgeteilt in

(1) sozial evokativ,
(2) sozial situiert,
(3) kontaktfähig,
(4) sozial intelligent und
(5) sozial interaktiv.

Je nach Blickwinkel, ob z.B. der Fokus der Definition stärker auf den Roboter, auf den Menschen als Nutzer/Interaktionspartner oder auf die Interaktion an sich gelegt werden soll, bietet sich eine andere Definition an. Die Definition eines „sozial interaktiven Roboters" fokussiert beispielsweise die Fähigkeiten eines Roboters zur Interaktion. Diese Roboter sind laut Definition insbesondere abzugrenzen von Robotern, die beispielsweise in der Chirurgie für teleoperative Szenarien eingesetzt werden können und nicht über sozial interaktive Fähigkeiten verfügen. „Sozial interaktive Roboter" sind in der Lage, Emotionen wahrzunehmen und auszudrücken, soziale Beziehungen herzustellen und aufrechtzuerhalten, nonverbale Signale, wie z.B. Gesten, zur Interaktion zu nutzen, eine eigene Persönlichkeit bzw. einen eigenen Charakter aufzuweisen oder sonstige soziale Kompetenzen zu lernen bzw. zu entwickeln.

Neben Studien zum Einsatz sozialer Roboter in der Therapie mit Kindern mit Sprach- und Kommunikationsstörungen (z.B. Michaud et al. 2003) gibt es auch Forschung zum Einsatz sozialer Roboter bei Erwachsenen mit neurologischen Erkrankungen. So ist das Ziel einer Studie von Mubin/Al Mamoud (2008) zu untersuchen, ob der Einsatz eines Roboters in der Therapie das soziale Wohlbefinden von Menschen mit Aphasie verbessern kann. Hierzu nutzen die Autoren den Roboter iCat, der u.a. in der Lage ist, die Gesten der Menschen mit Aphasie zu erkennen und zu interpretieren. Die Autoren argumentieren, dass die Interaktion den Patienten mit Aphasie hilft, ihre Fähigkeit, Geschichten zu erzählen, zu verbessern, und sie so besser im Alltag zurechtkommen. Eine weitere Studie stammt von Choe et al. (2011), die der Frage nachgegangen sind, inwiefern eine gleichzeitig oder abwechselnd stattfindende Physio- oder Sprachtherapie nach Schlaganfall, bei der ein sozialer, humanoider Roboter eingesetzt wird, zu besseren Therapieerfolgen führt. Die Autoren deuten ihre Ergebnisse unter anderem dahingehend, dass ein humanoider Roboter auch bei der Behandlung von Aphasien einsetzbar ist. Allerdings fehlen bislang Evidenzen, ob der Einsatz auch zu besseren Therapieerfolgen führt.

Im Bereich Einsatz sozialer Roboter und künstlicher Intelligenz in der Sprachtherapie sind noch viele Fragen offen, deren Beantwortung eine kritische Analyse des Nutzens von Robotern in der Logopädie und weitere Forschungsprojekte erfordert. Die Logopädie/Sprachtherapie ist aufgefordert, sich in die Entwicklung von Robotern und künstlicher Intelligenz einzubringen und anhand berufsethischer Prinzipien die Entwicklungen kritisch zu analysieren.

Gleichstromstimulation (tDCS)

Einführung

Elektrische Stimulationsmethoden wurden bereits vor über zweitausend Jahren zur Behandlung verschiedener Krankheitsbilder, zum Beispiel Kopfschmerzen, eingesetzt (Stagg/Nietsche 2011). In den letzten Jahren rückte die nichtinvasive elektrische Hirnstimulation als Therapieverfahren zunehmend in den Fokus klinisch-wissenschaftlicher Forschung (Reis/Fritsch 2017).

Hirnstimulationsverfahren wie die transkranielle Gleichstromstimulation (englisch: transcranial Direct Current Stimulation, abgekürzt tDCS) streben eine Modulation der Erregbarkeit und Augmentation von Neuroplastizität an. Da so kognitive Lernprozesse unterstützt werden, liegt auch eine logopädische/sprachtherapeutische Nutzung nahe (Rossini et al. 2015; Sehm/Obrig 2017).

Neurobiologische Grundlagen

Wörtlich übersetzt meint Neuroplastizität die Formbarkeit des Gehirns. Unter Formbarkeit wird die Anpassungsfähigkeit bestimmter Strukturen wie der Synapsen, Nervenzellen und Hirnabschnitte an bestimmte oder sich verändernde Anforderungen verstanden (Schindelmeiser 2016). Mit anhaltenden Veränderungen kortikaler Erregbarkeit und Aktivität reagiert das Gehirn auf gemachte Erfahrungen (Siegel 2015).

Plastizität bildet die Grundlage der Lernfähigkeit und besteht das ganze Leben über. Ausgelöst wird sie durch Schädigungen von Verbindungen und Arealen sowie durch natürliche Lernprozesse, die durch interne oder externe Einflüsse bedingt werden (Eibl 2019). Durch neuronale Plastizität ist das Gehirn dazu fähig, seine Struktur und Organisation an veränderte biologische Grundlagen und Anforderungen anzupassen (Knapitsch 2009). Es gibt verschiedene Formen, wie Neuroplastizität die Struktur des Gehirns verändern kann (Siegel 2015).

Neuroplastizität wird in der Rehabilitation genutzt, um neue neuronale Verbindungen auszubilden und Gehirnregionen für Funktionen zugänglich zu machen, die vorher an geschädigten Stellen verarbeitet wurden (Eibl 2019).

Sprache im Gehirn: funktionelle Hemisphären-asymmetrie

Das neuronale Netzwerk der sprachlichen Organisation ist prinzipiell veränderbar und lernfähig (Eibl 2019). Für die Arbeit mit transkranieller Gleichstromtherapie ist das Modell der funktionellen Hemisphärenasymmetrie grundlegend (Sehm/Obrig 2017).

Das menschliche Gehirn ist in eine linke und rechte Hemisphäre unterteilt. Trotz ihrer Symmetrie zueinander stellt jede Gehirnhälfte ein eigenes Informationsverarbeitungssystem dar (Heilige 2008).

Die funktionelle Hemisphärenasymmetrie, oder auch funktionelle Lateralisierung genannt, beschreibt den Fakt, dass die histologisch und topologisch gleich aufgebauten Hirnareale der linken und rechten Hemisphäre entweder verschiedene Funktionen ausüben oder bestimmte Funktionen in beiden Hälften unterschiedlich effizient ablaufen (Jäncke 2017). Das heißt ein kognitiver oder neurophysiologischer Prozess ist in einer der beiden Hemisphären stärker ausgeprägt (Stephan/Fink 2007).

Das Sprachnetzwerk ist das am stärksten lateralisierte Netzwerk des Gehirns (Sehm/Obrig 2017). Diese „Sprachlateralisierung" bedeutet, dass eine Hemisphäre perzeptive oder expressive Sprachfunktionen effizienter verarbeiten kann. Bei den meisten Menschen lateralisiert die Sprache in die linke Hirnhemisphäre. In Studien wurde festgestellt, dass fast alle Rechtshänder über eine linkshemisphärische Sprachdominanz verfügen. Bei Linkshändern schwanken die Befunde, Schätzungen für eine ebenfalls linksseitige Sprachdominanz liegen zwischen 23 und 78 % (Carter 2014; Jäncke 2017). Es wird daher angenommen, dass sich das Sprachnetzwerk auf der linken Hirnhemisphäre befindet.

Sprachrelevante Areale befinden sich dort in der Großhirnrinde und in subkortikalen Strukturen wie Thalamus oder Basalganglien (Bartels 2015). Beim Verarbeiten von Sprache sind je nach Aufgabe unterschiedliche Gehirnbereiche aktiv (Carter 2014). Diese sind

a) die beiden ursprünglichen primären Sprachzentren Broca-Areal und Wernicke-Areal (Kap. 3) und
b) die supplementär motorische Area (Eibl 2019).

Es wird davon ausgegangen, dass die Aufgaben des Broca'schen Areals im Erkennen und dem Gebrauch syntaktischer Strukturen und der Verarbeitung handlungskodierter Verben liegt. Das sensorische Wernicke-Areal ermöglicht hingegen das Dekodieren von Sprache (Hülshoff 2008). Die supplementär motorische Area gilt als sekundäres Sprachzentrum und ist für schnelle artikulatorische Bewegungen zuständig (Murdoch 2009). Darüber hinaus gibt es weitere sprachrelevante neuronale Module (Hülshoff 2008).

Das Wissen um die Organisation des neuronalen Sprachnetzwerks basiert auf der Analyse eines patholinguistischen Profils sowie auf Beweisen durch neurophysiologische, nichtinvasive und bildgebende Methoden wie die funktionelle Kernspintomografie (fMRI) und Positronen-Emissions-Tomografie (PET) (Eibl 2019). Diese zeichnen eine zunehmend komplexere Architektur des Sprachnetzwerks (Sehm/Obrig 2017).

Die „Zuständigkeit" einer Hemisphäre für eine Funktion impliziert, dass die kontralaterale Hemisphäre in genau dieser Funktion inhibiert wird (Siebner/Klambauer 2013).

Dies wird auch als funktionelle Imbalance der beiden Hemisphären bezeichnet und beschreibt, bezogen auf die sprachliche Organisation im Gehirn, dass die sprachdominante Hemisphäre einen tonisch inhibitorischen (hemmenden) Einfluss auf ihre Homologe ausübt. Homolog meint die symmetrisch gegenüberliegende Area, hier also einen bestimmten Bereich in der rechten Hirnhemisphäre (Schneider et al. 2014). Kommt es nun zu einer Schädigung in einer der beiden Hemisphären, beispielsweise durch einen Schlaganfall linkshemisphärisch, kann dies unterschiedliche Folgen haben.

Neuroplastizität nach einer Hirnschädigung

Nach einer Hirnschädigung können unterschiedliche Formen von Neuroplastizität auftreten.

Entweder werden Funktionen eines geschädigten Hirnareals durch andere Regionen übernommen (Homologous Area Adaption/ Vikariation) (Grafman 2000; Nelles 2004), oder bestimmte Inputs werden neu in ein Repräsentationsgebiet im Gehirn zugeordnet (Cross-Modal Reassignment). Weiter kann es zu einer Erweiterung kortikaler Regionen kommen. Diese Form wird auch als Map Expansion bezeichnet und entsteht durch Übung oder häufige Präsentation von Stimuli. Zuletzt kann ein intakter kognitiver Prozess für die Erfüllung einer Aufgabe genutzt werden, welche vorher von einem nun beschädigten Prozess gesteuert wurde.

Besonders Ort und Größe der Läsion gelten als wichtige beeinflussende Faktoren der beschriebenen neuronalen Mechanismen. Bei einer großflächigen Läsion eines, für eine bestimmte Funktion zuständigen Areals kommt es mit hoher Wahrscheinlichkeit zu einer Kompensation der kontralateralen Hemisphäre (Homologous Area Adaption). Bei einer kleineren Teilläsion bestimmter Strukturen bleibt die Inhibition zwischen beiden Hemisphären bestehen und die homologe Area gehemmt (Grafman 2000).

Durch unterschiedliche neuronale Erholungsmechanismen nach einer Läsion in der sprachdominanten Hemisphäre lässt sich eine Aphasie in drei Phasen unterteilen (Schneider et al. 2014).

Grundsätzlich folgt nach einer herabgesetzten Aktivierung der noch intakten Sprachareale eine verstärkte Aktivierung der rechten Homologe. Anschließend kommt es zu einem Re-Shift zur sprachdominanten Hemisphäre und die Aktivierung der Sprachareale normalisiert sich wieder (Saur et al. 2006). Allerdings findet der Rückwechsel nicht bei allen Patienten statt (Whinhuisen et al. 2007).

In der Akutphase ist die spontane Rückbildung am stärksten (Schneider et al. 2014). In der postakuten Phase laufen verstärkt strukturelle und funktionelle Reorganisationsprozesse ab (Wittler 2009). In der chronischen Phase steht eine anhaltende Aktivitätssteigerung der gesunden Hemisphäre mit inhibitorischen Einflüssen auf die läsionierte Hemisphäre im Vordergrund. Diese Form der Homologous Area Adaption beschreibt im Kontext einer Aphasie, dass die linkshemisphärisch päriläsionierten oder rechtshemisphärisch homologen Regionen die sprachliche Verarbeitung für die läsionierten Areale übernehmen. Durch die Imbalance der beiden Hemisphären erhöht sich die Aktivität der homologen Hemisphäre, da die geschädigte sprachdominante diese nicht mehr hemmen kann. Die Aktivierung der homologen/rechten Hemisphäre kann funktional oder dysfunktional (pathologische Neuroplastizität) im Sinne einer Netzwerkstörung zu unterschiedlichen Ergebnissen führen (Tscherpel/Grefkes 2019).

Grundsätzlich resultieren erworbene Sprachstörungen also nicht nur allein aus der eigentlichen Hirnschädigung, sondern es tragen auch (maladaptive) Veränderungen der Hirnareale dazu bei (Sehm/Obrig 2017). Auf der einen Seite kann es zu einer Verstärkung sprachunterstützender Funktionen durch die rechte Hemisphäre kommen. Diese Entwicklung wirkt sich positiv auf die Aphasie-Rehabilitation aus.

Andererseits kann das Entfallen der Inhibition der rechten Hemisphäre zu einer noch stärkeren Hemmung der sprachdominanten Hirnhälfte führen. Dies geht mit einer zusätzlichen Funktionsverschlechterung sprachlicher Fähigkeiten einher (Tscherpel/Grefkes 2019). Das Gehirn lernt sozusagen eine suboptimale Funktionsweise (Sehm/ Obrig 2017).

Die Wirkungsweise der transkraniellen Gleichstromtherapie beruht auf der Imbalance der Hemisphären, indem neuroplastische Prozesse funktionsverbessernd gefördert oder gehemmt werden. So kann die beschriebene Fähigkeit zur Reorganisation des Gehirns durch die Formen von Neuroplastizität moduliert und therapeutisch genutzt werden (Müllbacher 2011).

Funktionsweise der transkraniellen Gleichstromstimulation

Bei der transkraniellen Gleichstromstimulation werden zwei Oberflächenelektroden an der Kopfoberfläche befestigt. Zwischen diesen zwei Elektroden, Anode und Kathode, fließt ein niedrig-amplitudiger Gleichstrom (Darkow/Flöel 2016). Dieser Strom führt zu Veränderungen des neuronalen Ruhemembranpotenzials. So können Hirnareale gezielt in ihrer kortikalen Erregbarkeit moduliert werden (Stagg/Nietsche 2011).

Der Effekt auf die neuronale Aktivität ist abhängig von der Polarität der Elektrode, es wird zwischen anodaler und kathodaler Stimulation unterschieden.

Anodale Stimulation führt zu einer Erhöhung der Erregbarkeit durch tonische Depolarisation, dies senkt die Schwelle zur Auslösung des Aktionspotenzials. Die kathodale Stimulation führt durch Depression der Synapse zu einer Verminderung der Erregbarkeit (Sehm/Obrig 2017).

Das übergreifende Ziel therapeutischer Interventionen durch tDCS besteht darin, das nach einer Hirnschädigung gestörte Gleichgewicht der kortikalen Netzwerke zu antagonisieren. Es soll die grundlegende Aktivierung beider Hemisphären erwirkt werden.

Basierend auf dem übergeordneten Konzept der interhemisphärischen Imbalance ergeben sich für das Verfahren der transkraniellen Gleichstromstimulation folgende Ansätze:

a) eine aktivierende (anodale) Stimulation der betroffenen sprachrelevanten Areale der linken Hemisphäre oder
b) eine Aktivität unterdrückende (kathodale) Stimulation der nicht betroffenen Homologe in der rechten Hemisphäre oder
c) eine Kombination aus beiden Ansätzen.

Der genaue Zielort der Stimulation ist bei einer Aphasie sehr heterogen, da die läsionierten Bereiche stark variieren. Meist werden große Teile des Gehirns stimuliert, dies beinhaltet neben dem eigentlichen Zielareal auch die nächstgelegenen Hirnareale und vereinfacht die praktische Anwendung (Bikson et al. 2016; Mehrholz/Elsner 2018).

Insgesamt sind die Stimulationseffekte abhängig von Elektrodenposition, Dauer und Stromstärke der tDCS (Schmicker et al. 2011). Allerdings fehlen bisher standardisierte Protokolle, die diese Daten bestimmen (Sehm/Obrig 2017). Auch eine 2016 veröffentlichte evidenzbasierte Leitlinie für die therapeutische Nutzung von tDCS schlussfolgert, dass aufgrund fehlender Vergleiche zwischen verschiedenen Parametern der Stimulation noch kein Protokoll den Effekt eines maximalen Erholungsprozesses gewährleistet (Lefaucheur et al. 2017).

Die Beeinflussung durch tDCS ist komplett reversibel. Allerdings überdauern erzielte Auswirkungen auf neuronaler Ebene die reine Stimulationszeit um über mindestens zwei Stunden und unterstützen so die Einspeicherung neuen Wissens (Sehm/Obrig 2017; Stagg/Nietsche 2011).

Weiter kann eine tDCS-Behandlung online oder offline stattfinden. Online bezeichnet die Behandlung, während der Patienten eine Aufgabe, beispielsweise Bilder benennen, erfüllen müssen, offline meint den „alleinigen“ Einsatz. Das tDCS-Gerät kann nach kurzer Schulung auch durch nicht-ärztliche Berufsgruppen angebracht werden und die lautlose, portable Stimulation stellt keine Beeinträchtigung oder Einschränkung für die Therapie dar (Sehm/Obrig 2017).

Sicherheitsstudien bestätigen bisher nur geringe Nebenwirkungen wie vorübergehendes Kribbeln, Juckreiz oder Brennen auf den stimulierten Stellen (Saxena/Hillis 2017).

Aktuelle Evidenzen für die Wirksamkeit von tDCS bei Aphasie nach Schlaganfall

Die transkranielle Gleichstromstimulation wurde in den letzten Jahren zunehmend erforscht. Einige randomisierte kontrollierte Studien sowie systematische Reviews und Meta-Analysen wurden veröffentlicht.

Bezüglich der Wirksamkeit von tDCS in der Rehabilitation bei erwachsenen Menschen mit Aphasie nach einem Schlaganfall wurde besonders die Benennleistung bei Verben und Nomen untersucht. Als Kontrolle dient grundsätzlich eine Schein-Stimulation. Bei der Placebo-Methode wird die Stimulation nach ein paar Sekunden abgestellt (Picano et al. 2021).

Durch die Anwendung verschiedener Stimulationsprotokolle

und den Einsatz von tDCS in Kombination mit anderen Interventionen, wie einer logopädischen Therapie, oder alleine, sowie die je Studienteilnehmer variierenden Faktoren, wie Dauer, Schweregrad und Symptomatik der Aphasie, bestehen große methodische Unterschiede innerhalb der existierenden Studien. Weiter werden verschiedene Ergebnismessungen angewandt. All diese Faktoren beeinflussen und erschweren die einheitliche Interpretation und Beurteilung der Ergebnisse (Breining/Sebastian 2020). Ergebnisse großer prospektiver multizentrischer Studien mit hohen Teilnehmerzahlen fehlen bislang.

Ein systematisches Review der Cochrane Database zeigte eine positive Wirkung von tDCS auf die Benennleistung bei Nomen (Elsner et al. 2019). Ein anderes Review zeigte die Vorteile der tDCS-Anwendung in Kombination mit weiteren Behandlungen wie Sprachtherapie. Weiter traten in keiner der eingeschlossenen Studien Nebenwirkungen durch tDCS auf (Picano et al. 2021).

Zwei aktuelle Reviews leiten aus ihren Ergebnissen besonders den Nutzen von tDCS in der chronischen Phase der Aphasie ab (Biou et al. 2019; Bucur/Papagno 2019).

Bezüglich der Untersuchung des optimalen Stimulationsortes zeigen Studien eine vielversprechende Möglichkeit der anodalen Stimulation des linken Gyrus frontalis inferior (Elsner et al. 2020).

Auch die Wirkung von tDCS auf die Benennleistung von Patienten mit primär progressiver Aphasie wurde in klinischen Studien untersucht. Aktuelle Ergebnisse bieten bereits eine Evidenzgrundlage (Byeon 2020, Cotelli et al. 2020).

2019 startete die multizentrisch angelegte, randomisiert kontrollierte Interventionsstudie „DC Train Aphasia“ der Universitätsmedizin Greifswald. Diese untersucht, ob intensive Sprachtherapie bei Patienten mit Aphasie wirksamer ist, wenn tDCS gleichzeitig angewandt wird. Die Datenauswertung beginnt Ende 2022.

6.4 Pharmakotherapie

Das Ziel der Pharmakotherapie ist eine Steigerung der therapieinduzierten Neuroplastizität, die Normalisierung metabolischer Funktionen und/oder die Modifikation des Neurotransmitterhaushaltes. Studien zur Wirksamkeit einer Pharmakotherapie bei Aphasie sind durch methodische Schwächen wie eine geringe

Stichprobengröße oder Unterschiede in der Eingangsuntersuchung (Baseline) zwischen der Interventionsgruppe und der Placebogruppe deutlich erschwert. Insgesamt ist die aktuelle Evidenzlage zur Wirksamkeit heterogen (Zhang et al. 2018).

Piracetam wird ein neuroprotektischer Effekt durch eine antithrombotische Wirkung und Beeinflussung des zellulären Mechanismus zugesprochen (Darkow/Flöel 2016). Schlaganfallpatienten, die in der Akutphase Piracetam erhielten, zeigten im Verlauf der Sprachtherapie deutliche Verbesserungen im Vergleich zur Placebogruppe (Orgogozo 1999). Als Grund für diese messbaren Verbesserungen wurde die Normalisierung der metabolischen Funktion angenommen.

Im chronischen Stadium könnte Piracetam die glutaminergen und cholinergen Neurotransmitter beeinflussen und somit die Wirkung der Aphasietherapie intensivieren. Eine Metaanalyse aus dem Jahr 2001 kommt zu dem Ergebnis, dass die Behandlung von Aphasie mit Piracetam effektiv ist. Es wird aber auf eine erhöhte Mortalitätsrate hingewiesen, die in weiteren Studien genauer untersucht werden sollte (Greener et al. 2001).

Ein weiteres Medikament, dessen Wirkung auf die Sprachtherapie untersucht wurde, sind *Amphetamine*. Sie regulieren den Neurotransmitterhaushalt im synaptischen Spalt. Positive Evidenzen für die Verbesserung der Therapieeffekte konnten in der akuten Phase mit einer Evidenzstufe 1b nachgewiesen werden (Walker-Batson et al. 2001). Für die chronische Phase stehen Wirksamkeitsnachweise noch aus.

Memantin, ein N-Methyl-D-Asparat-Rezeptor-Antagonist, wurde in einer randomisierten kontrollierten Studie bei chronischen Aphasiepatienten eingesetzt. Die Therapieeffekte wurden unter dem Einfluss des Medikamentes signifikant verstärkt und auch Patienten ohne begleitende Sprachtherapie profitierten von der Medikation in Hinblick auf eine Verbesserung ihrer Sprachleistungen. Demgegenüber berichtet eine andere Studie keine Überlegenheit der Interventionsgruppe im Vergleich zur Kontrollgruppe (Valles et al. 2015).

In einer kleinen randomisierten Studie mit chronischen Aphasiepatienten führte *Domeprezil*, ein Acetylcholinerasehemmer, zu verbesserten Sprachleistungen bei 2 Stunden Therapie pro Woche. Allerdings waren diese Effekte 20 Wochen nach Ende der Intervention nicht mehr nachweisbar. Die Autoren nehmen an, dass die sprachfördernde Stimulation nur unter Einfluss des Medikamentes aufgetreten ist, welches wie ein kortikaler Modulator für aufgabenspezifische Plastiziät fungiert hat (Berthier et al. 2011).

Das körpereigene *Dopamin* zeigte widersprüchliche Wirkeffekte in Studien. In der Studie von Kessler et al 2000, konnte bei chronischen Patienten eine Intensivierung der Sprachtherapie nachgewiesen werden, jedoch keine Modulation der Sprachfähigkeit ohne parallel stattfindende Therapie. Weitere gut kontrollierte Studien berichten von gänzlich ausbleibenden Wirksamkeitseffekten (Breitenstein et al. 2015).

Bei neurologischen Erkrankungen treten sehr häufig reaktive, hirnorganisch bedingte Depressionen auf. Diese können sich negativ auf die Rehabilitation der Aphasie auswirken. Serotoninwiederaufnahmehemmer (SSRI) konnten positive Effekte auf die Motorik bei Schlaganfallpatienten nachweisen (Chollet et al. 2011). Erste Studien mit kleinen Stichproben berichten von messbarer Verbesserung der Sprache durch SSRI (Small 2010). Dringend erforderlich sind größere randomisierte Studien, welche die Wirksamkeit von SSRI auf die Sprachleistungen untersuchen (Darkow/Flöel 2016).

6.5 Evidenzbasierte Rehabilitation bei Aphasie

Das Konzept der **evidenzbasierten Praxis** (EBP) hat zum Ziel, wissenschaftliche Forschung und Praxis miteinander zu verbinden, damit wissenschaftliche Erkenntnisse in die logopädischen Behandlungen einfließen. Damit stellt die EBP sicher, dass die Anforderungen der Qualitätssicherung umgesetzt werden, die für alle verpflichtend sind, die medizinisch-therapeutische Leistungen erbringen.

Denn der Gesetzgeber erwartet, dass (therapeutische) Leistungen „dem jeweiligen Stand der wissenschaftlichen Erkenntnisse entsprechen und in der fachlich gebotenen Qualität erbracht werden" (§ 135a Abs. 1 Sozialgesetzbuch V).

Die Umsetzung der EBP-Kriterien, vor dem Hintergrund, eine individualisierte Therapie anzubieten, ist jedoch eine anspruchsvolle Aufgabe im klinischen Alltag.

Wissenschaftlich ermittelte Evidenzen für eine effektive Rehabilitation der Aphasie beziehen sich häufig auf Studienergebnisse, die unter besonderen Laborbedingungen durchgeführt wurden. Unter den Rahmenbedingungen der klinischen Praxis sind allerdings viele Anforderungen der evidenzbasierten Praxis nur schwierig umzusetzen. Zum Beispiel ist die hohe Therapiefrequenz ein wichtiges Kriterium für den Reha-Erfolg, deshalb bieten viele Kliniken zusätzliches computergestütztes Eigentraining an, um die wissenschaftlich geforderte Anzahl von Therapieeinheiten zu erfüllen. Allerdings können diese Therapieeinheiten mit den Krankenkassen nicht abgerechnet werden (Grötzbach 2017).

Wirksamkeitsnachweise für die Rehabilitation bei Aphasie

Es gibt gute Belege dafür, dass Sprach- und Sprechtherapie bei Menschen mit Aphasie wirksam ist (Albert 2003; Greenhouse et al. 1990; Holland et al. 1996; Robey 1998; Whurr et al. 1992; siehe auch Brady et al. 2016 für einen Cochrane-Review). Sprachtherapie bei Aphasie wurde in mehreren randomisierten kontrollierten Studien mit großen Teilnehmerzahlen für die Wirksamkeit der Interventionen auf der höchsten Evidenzstufe (1a) belegt (Brady et al. 2016). Intensives Sprachtraining mit täglichen mehrstündigen Übungseinheiten über mehrere Wochen hinweg gilt nach neueren Meta-Analysen als Voraussetzung für eine wirksame Aphasiebehandlung. Zur langfristigen Stabilisierung der Gedächtnisrepräsentationen ist zudem die häufige Wiederholung des sprachlichen Stimulusmaterials notwendig (Breitenstein et al. 2017).

Es stellt sich somit nicht die Frage: „Wirkt Sprachtherapie?“, sondern „Wie wirkt Sprachtherapie bei wem und warum?“. Diese für die klinische Praxis so wichtige Frage kann allerdings derzeit noch nicht vollständig zufriedenstellend beantwortet werden.

Für einige wenige Therapiemethoden konnten Wirksamkeitsnachweise erbracht werden. Dazu zählt die **Constraint Induced Aphasia Therapy (CIAT)**, deren Wirksamkeit in einigen randomisierten Kontrollgruppenstudien mit kleineren Fallzahlen nachgewiesen werden konnte. Die Therapiemethode basiert auf einer hohen Therapieintensität und einer forcierten Beschränkung der Patienten auf mündlich-verbale Ausdrucksmittel (Pulvermüller et al. 2001; Meinzer et al. 2005).

Metaanalysen von Cherney et al. (2008) und von Balardin/Miotto (2009) weisen dem Therapieverfahren mittlere Evidenz nach.

Es wird angenommen, dass der Effekt der CIAT nicht auf die spezifischen therapeutischen Methoden zurückzuführen ist, sondern vielmehr auf die hohe Therapieintensität (Maher et al. 2006; Barthel et al. 2007).

Grundsätzlich ist das Wissen über die Effektivität logopädischer Therapiemethoden immer noch gering. Dies liegt auch an den methodischen Problemen vieler Studien, wie zu kleine Patientenfallzahlen, die Heterogenität der Patienten, das Fehlen adäquater Kontrollgruppen und die unter Kenntnis der eingesetzten Therapiemethode (d.h. nicht „blind") stattfindende Überprüfung der Sprachverbesserung.

Die meisten Studien messen Effekte sprachsystematischer Leistungen, wie das Benennen, mit dem AAT oder vergleichbare standardisierte Instrumente zur Erfassung sprachlicher Leistungen. Die für die Patienten wichtigste Dimension, die Verbesserung der Alltagskommunikation, wird dabei in vielen Fällen nicht systematisch erfasst. Randomisierte kontrollierte Studien als Goldstandard einer robusten Effektivität therapeutischer Interventionen sollten sich insbesondere der Effektivität einer spezifischen Therapiemethode widmen. Der Schweregrad und die Stadien der Aphasie, verschiedene Ätiologien von Sprachstörungen sowie weitere die Spracherholung beeinflussende Faktoren sind wichtige Einflussfaktoren für die Wirksamkeit von spezifischen Therapiemethoden, die bislang immer noch nicht im Detail verstanden sind.

Zur Bewertung der Wirksamkeit einer Therapie ist es sehr wichtig, Patientendaten ausführlich und über den Therapieverlauf zu dokumentieren. Zu den Informationen zählen die folgenden Punkte: Medizinische Aspekte der Erkrankung, Therapiezeitraum mit Frequenz und Inhalten, Informationen über weitere Therapien (Neuropsychologie oder Ergotherapie), psychosoziale Aspekte, das prämorbide Leistungsniveau, Therapieziele, Verlaufskontrolle und Entlassungsbefund.

Grundsätzlich gelten für die erfolgreiche Therapie bei Aphasie einige therapeutische Prinzipien, für die Wirksamkeitsnachweise vorliegen (Grötzbach 2017). Zu ihnen zählen:

- Sehr früher Therapiebeginn:
  Die Therapie sollte unmittelbar nach dem Krankheitsereignis beginnen, dann sind die besten Fortschritte zu verzeichnen.

- Hohe Therapiefrequenz:
  Die Therapie bei Aphasie ist dann effektiv, wenn sie mit mindestens 300 Min. Therapie pro Woche für einen Zeitraum von 9–12 Wochen durchgeführt wird.
- Repetition:
  Therapieinhalte sollten stetig wiederholt und gefestigt werden. Ein ständiger Wechsel ist für den Therapieerfolg nicht förderlich.
- Shaping:
  Die Anforderungen an den Patienten sollten im Verlauf kontinuierlich ansteigen. Hierbei werden therapeutische Hilfen schrittweise abgebaut und/oder Aufgaben mit zunehmendem Schwierigkeitsgrad angeboten.

Therapieeffektivität in den klinischen Verlaufsphasen

Akute Phase

In der frühen Phase nach einem Schlaganfall scheinen Mechanismen der neuronalen Plastizität besonders effektiv unterstützt zu werden. Studien konnten belegen, dass bei einem Sprachtraining in der subakuten Phase die Verbesserung der Sprache um das doppelte Maß im Vergleich zu einer spontanen Remission erreicht wurde. Jedoch zeigte eine Studie für die motorische Rehabilitation nach Schlaganfall, dass eine frühe hochfrequente Therapie besonders bei schweren Schlaganfällen auch negative Folgen haben kann (Bernhardt et al. 2015).

Aufgrund von methodischen Schwächen (fehlende Kontrollgruppen) liegen wenig aussagekräftige Studien vor, welche die Wirksamkeit von intensiver Therapie im Akutstadium untersucht haben (Baumgärtner et al. 2018). Von daher empfiehlt es sich, den Schwerpunkt auf die Hemmung von Automatismen und Fehlkompensationen zu legen. Patienten sollten nicht mit zu intensivem Sprachtraining in der frühen Erkrankungsphase konfrontiert werden, da sie oft kognitiv und physisch nicht belastbar sind (Darkow/Flöel 2016).

Chronische Phase

Ein Jahr nach der Erkrankung sind spontane Erholungsprozesse abgeschlossen. Sprachliche Verbesserungen sind demnach auf sprachtherapeutische Interventionen zurückzuführen. Nach derzeitigem Wissensstand ist die Frequenz einer Therapie maßgeblich entscheidend für signifikante Verbesserungen (Baumgärtner 2017). Bei 5 bis 10 Zeitstunden Therapie in der Woche lassen sich signifikante Verbesserungen nachweisen. 3 Stunden Therapie pro Woche oder weniger sind demgegenüber nicht wirksam (Baumgärtner 2017).

Viele Studien haben gezeigt, dass Sprachtherapien, die mit hoher Intensität durchgeführt werden, wirksam sind (siehe z.B. CILT-Protokolle, Pulvermüller et al. 2001 oder umfassende intensive Aphasieprogramme, z.B. Code/Petheram 2011). Umgekehrt haben Studien, die eine geringere Menge an Therapie anbieten, einen begrenzten Nutzen gezeigt (z.B. Bowen et al. 2012).

In einem aktuellen Review (Thomas et al. 2020) wird allerdings die reine Anzahl von Therapieeinheiten als Erfolgsfaktor für wirksame Sprachtherapie kritisch hinterfragt. Die Autoren stellen fest, dass wir immer noch ein begrenztes Verständnis der genauen Bedingungen haben, unter denen Logopädie am effektivsten ist. Wünschenswert wären präzise Angaben über Bandbreite der Erfolge, die Therapeuten und ihre Patienten erwarten können.

Trotz ihrer Bedeutung für die klinische Praxis ist nach wie vor unklar, welche Therapieparameter, wie die Häufigkeit und Länge der Sitzungen, die Gesamtdauer der Intervention und die Anzahl der behandelten Wörter, Therapieergebnisse beeinflussen (für Diskussionen siehe Baker 2012; Brady et al. 2016; Cicerone et al. 2006).

Ein wichtiges klinisches Problem ist die Ermittlung der idealen Dosierung und die Definition der genauen Parameter einer Therapie, die zu den besten Therapieergebnisse führt. Diese Frage kann bislang nur auf individueller Basis beantwortet werden.

Beispiele aus der Praxis

Der systematische Transfer von wissenschaftlichen Erkenntnissen in die konkrete Versorgung bei Aphasie ist nicht immer leicht. Die politischen, finanziellen und personellen Rahmenbedingungen stellen in den logopädischen Praxen und in Kliniken in vielen Fällen eine Herausforderung dar. Entweder fehlt es an in der Neurologie spezialisierten Therapeuten und/oder der finanzielle Rahmen in der Klinik bestimmt Dauer und Umfang der Diagnostik und Therapie: Diagnostik soll in möglichst kurzer Zeit durchgeführt werden; Therapieeinheiten müssen an zeitliche Vorgaben und Abläufe der Klinik angepasst werden und bieten nur begrenzte Möglichkeiten einer individuellen Therapiegestaltung.

Die ambulante Verordnung von Logopädie richtet sich nach der jeweils gültigen Heilmittel-Richtlinie des Gemeinsamen Bundesausschusses sowie dem zugehörigen Heilmittelkatalog (www.gba.de). Der Heilmittelkatalog sieht für Patienten mit Aphasie nach Schlaganfall im Regelfall bis zu 60 Therapieeinheiten pro Verordnungsfall vor. Ist diese Gesamtverordnungsmenge von 60 Einheiten überschritten, muss im Regelfall ein zwölf-wöchiges behandlungsfreies Intervall eingehalten werden. Im Heilmittelkatalog ist die Therapiefrequenz ausschließlich nach unten begrenzt (mindestens 1x wöchentlich Sprachtherapie). Damit sind die rechtlichen Grundlagen für eine leitliniengerechte Aphasietherapie mit mindestens fünf bis zehn Zeitstunden pro Woche in Deutschland erfüllt. Leider entspricht die ambulante sprachtherapeutische Versorgung bei Aphasie mit insgesamt durchschnittlich 28 Minuten Sprachtherapie pro Woche nicht den wissenschaftlichen Erkenntnissen zur Wirksamkeit der Aphasietherapie (Grötzbach 2015).

In einer Untersuchung geben zwar mehr als zwei Drittel von 257 befragten logopädischen Praxen an, dass sie die Möglichkeit und grundsätzlich auch das Interesse haben, eine hochfrequente Aphasietherapie durchzuführen. In der Realität wurden in den befragten Praxen nur 80 % der Therapien bei Aphasie mit einer Häufigkeit von ein oder zwei Mal pro Woche angeboten (Asmussen et al. 2013). Vergleichbar sind Daten in der stationären Rehabilitation. Eine Untersuchung der Deutschen Rentenversicherung wies nach, dass 2009 lediglich 2 % der Patienten mit einer Aphasie 5 Stunden Therapie pro Woche und nur 8 % eine Therapie von 2,5 Stunden pro Woche (Schönle/Lorek 2011).

Die Gründe für die fehlende Anwendung wissenschaftlicher Evidenzen in die logopädische Versorgung sind vielfältig.

Moderne technische und digitale Möglichkeiten sind in vielen Kliniken und auch in logopädischen Praxen oft nur eingeschränkt vorhanden. Es fehlt an ausreichenden Internetkapazitäten, um digitale Lösungen störungsfrei einsetzen zu können. Die eingeschränkten finanziellen Ressourcen vieler Kliniken führen dazu, dass die Anschaffung neuer kostenintensiverer Technologien, wie zum Beispiel die Anschaffung der Geräte für die transkranielle Gleichstromtherapie, nicht machbar ist. Ebenso ist die Bereitstellung von nationalen und internationalen teuren Zeitschriftenlizenzen, um den Mitarbeitern kostenfreien Zugang zu aktuellen Studien zu ermöglichen, aus finanziellen Gründen oft nicht gegeben. In vielen Kliniken sind keine Räume für Computertraining, Gruppentherapie etc. vorhanden. Viele Logopäden verfügen nicht über einen eigenen Therapieraum, sondern arbeiten entweder am Krankenbett oder teilen sich Räume mit anderen Gesundheitsberufen.

Die oben aufgeführten Einschränkungen führen dazu, dass Diagnostik und Therapie bei Aphasie in realen Versorgungsszenarien oft nicht nach aktuellen wissenschaftlichen Evidenzen durchgeführt werden können. Es fehlen Empfehlungen, Handlungsleitlinien, Vorbilder, die aufzeigen, wie trotz schwieriger Rahmenbedingungen ein evidenzbasiertes Handeln in der Logopädie möglich ist (Beushausen/Grötzbach 2011).

Bundesweit bieten einige Aphasiezentren, wie das Aphasiezentrum Lindlar, Aphasiezentrum Vechta, Rehabilitationseinrichtungen und fachlich auf den Schwerpunkt neurogene Sprach- und Sprechstörungen ausgewiesene Praxen für Sprachtherapie/Logopädie ein evidenzbasiertes intensives Therapieangebot für Aphasie an. In diesen Praxiseinrichtungen werden Intervalltherapien und Intensivtherapien durchgeführt, die zusätzlich zur Sprachtherapie neue Technologien und weitere Therapieangebote wie Musik-, Tanz- und Gruppentherapie anbieten.

Während einer **Intensivtherapie** nehmen Patienten an mehreren Therapieeinheiten pro Tag teil. Ein Team von Therapeuten ist in die Intensivtherapie eingebunden. Um den Transfer in den kommunikativen Alltag zu unterstützen, werden Gruppentherapien angeboten. Intensivtherapien sind oft in (teil-)stationären Formaten organisiert, z.B. als Reha-Aufenthalt oder Ferienkurs.

Eine Intervalltherapie schließt sich oft an die Phasen intensiver Sprachtherapie an und erfolgt als ambulante Betreuung am Wohnort. Zwischen den Therapieintervallen wird z.B. durch PC-Programme und Feedback per Videokonferenz die Therapiemotivation gestärkt.

Ein Beispiel dafür, wie in einer ambulanten sprachtherapeutischen Praxis moderne und evidenzbasierte Diagnostik und Therapie bei neurogenen Sprach- und Sprechstörungen umgesetzt werden können, ist die Praxis Spontansprache-Sprachtherapie Intensiv, die von Frau Dr. Gabriele Scharf-Mayer in Bad Wildbach gegründet wurde. Ihr Ansatz und Ziel ist es, wissenschaftliches Wissen und die Verzahnung mit dem Therapiealltag in der Praxis umzusetzen. In ihrer Praxis bietet sie ambulante Intensivbehandlungen neurogener Sprach– und Sprechstörung an und greift dabei auf Verfahren wie die transkranielle Gleichstromtherapie und Online-Therapie zurück.

Ihr Anspruch ist es, eine intensive Aphasietherapie anzubieten, die auf den derzeit besten verfügbaren Evidenzen für die Wirksamkeit der Therapie bei Aphasie beruhen (Scharf-Mayer 2017). Die Finanzierung der Intensivtherapien übernehmen die Krankenkassen.

Dieses Beispiel belegt, dass neueste wissenschaftliche Erkenntnisse in der ambulanten Versorgung bei Aphasie umgesetzt werden können. Allerdings sind die formalen und inhaltlichen Anforderungen für alle Beteiligten sehr hoch und können somit nicht für alle logopädischen Praxen gelten.

6.6 Leitlinien und Reha-Therapiestandards

Leitlinien sind systematisch entwickelte Empfehlungen, die Grundlagen für die gemeinsame Entscheidung von Ärzten, Therapeuten und deren Patienten zu einer im Einzelfall sinnvollen gesundheitlichen qualitätsgesicherten Versorgung darstellen. Eine Leitlinie kann selbstverständlich nicht alle denkbaren individuellen Situationen erfassen. In begründeten Fällen kann oder muss sogar von einer Leitlinie abgewichen werden. Leitlinien sind juristisch nicht bindend. Die Leitlinien enthalten Empfehlungen, die auf der Basis akzeptierter wissenschaftlicher Standards erstellt worden sind. Alle Leitlinien sind im Leitlinienregister der Arbeitsgemeinschaft Wissenschaftliche Fachgesellschaften zu finden, auf das kostenfrei zugegriffen werden kann. Anhand einer Suchfunktion können logopädisch relevante Leitlinien gefunden werden. Eine Suche in regelmäßigen Abständen ist wichtig, um über neue und aktualisierte Leitlinien informiert zu sein. Die Reha-Therapiestandards werden von der Deutschen Rentenversicherung Bund (www.deutsche-rentenversicherung.de) erarbeitet. Für die Logopädie ist derzeit nur der Reha-Therapiestandard „Schlaganfall Phase D (Deutsche Rentenversicherung Bund 2016) interessant, da das evidenzbasierte Therapiemodul 05 Inhalte über die Durchführung von Therapie bei kommunikativen Störungen und des Schluckens nach Schlaganfall enthält. Die Rehabilitations-Therapiestandards der DRV Bund sehen bei kommunikativen Störungen für die Phase D eine Therapieintensität von mindestens 300 Minuten (5 Zeitstunden) pro Woche vor.

Im Gegensatz zu den medizinisch-therapeutischen Leitlinien, die reine Empfehlungen für eine wissenschaftlich gesicherte logopädische Diagnostik und Therapie darstellen, sind die Reha-Therapiestandards verpflichtend und verbindlich in den Kliniken einzuhalten Siehe hierzu die Arbeitsgemeinschaft der Wissenschaftlichen Medizinischen Fachgesellschaften (AWMF), s. Lit. AWMF).

Für die Diagnostik und Therapie bei Aphasie stehen mehrere Leitlinien und Standards zur Verfügung. Dazu zählen:

- Qualitätskriterien und Standards für die Therapie von Patienten mit erworbenen neurogenen Störungen der Sprache (Aphasie) und des Sprechens (Dysarthrie) der Gesellschaft für Aphasieforschung und -behandlung (GAB) und der Deutschen Gesellschaft für Neurotraumatologie und Klinische Neuropsychologie
- Rehabilitation aphasischer Störungen nach Schlaganfall der Deutschen Gesellschaft für Neurologie (DGN) bzw. die angemeldete Leitlinie Aphasie, Diagnostik und Therapie der DGN
- Schlaganfall-Leitlinie der Deutschen Gesellschaft für Allgemeinmedizin und Familienmedizin (DEGAM)
- Reha-Therapiestandards Schlaganfall – Phase D der Deutschen Rentenversicherung Bund.

Ein Überblick über Leitlinien und Standards zur Therapie von Aphasien bietet das Buch „Aphasie“, ICF-orientierte Diagnostik von Schneider et al. 2021

7 Zukunft

Eine wichtige zukünftige Aufgabe der Aphasieforschung wird sein, wirksame Therapiemethoden und wirksame Therapiematerialien zu definieren. Die generelle Wirksamkeit von Aphasietherapie ist unstrittig, allerdings ist bislang nicht genau definiert und belegt, welche Parameter für eine wirksame Therapie eine zentrale Rolle spielen. Vorrangig wurde in den letzten Jahren die Therapieintensität diskutiert (Bhogal et al. 2003a, b), die sich als wesentliche Variable in Studien zur Therapieeffektivität erwiesen hat (Grötzbach 2015; Beushausen/Grötzbach 2017; Baumgärtner 2017).

Da Therapiewirksamkeitsstudien insbesondere in Deutschland fehlen, wäre es sehr zu begrüßen, wenn sich logopädische und sprachtherapeutische Einrichtungen an Praxisstudien in Kooperation mit Hochschulen und Forschungseinrichtungen beteiligen würden. Auf diesem Weg könnten bundesweit Daten erhoben werden, welche eine wichtige Grundlage für die Entwicklung einheitlicher Therapiestandards in der logopädischen Versorgung darstellen.

Die Wirksamkeit der Therapie bei Aphasie wird in Zukunft sicher durch den Einsatz von digitalen Lösungen und Technologien nachhaltig unterstützt werden. Teletherapie bietet ein modernes und kostenschonendes Therapieformat. Allerdings müssen für eine qualitätsgesicherte Teletherapie evidenzbasierte **digitale** Diagnostikverfahren und Therapiematerialien entwickelt werden, die eine interaktive Teletherapie ermöglichen.

Wünschenswert sind Handlungsempfehlungen, Diagnostik- und Therapiestandards sowie Fallbeispiele, wie diese digitalen Materialien systematisch in die Diagnostik und Therapie bei Aphasie eingebunden werden. Auf der einen Seite ist es positiv, dass immer mehr Apps in der Logopädie für medizinische Indikationen auf dem Markt erhältlich sind. Denn somit stehen immer mehr digitale Therapiematerialien zur Verfügung, um die logopädische Diagnostik und Therapie mit digitalen Medien zu erweitern. Auf der anderen Seite fehlen dringend Qualitätsstandards und Leitlinien, für wen und wie digitale Therapiematerialien am besten eingesetzt werden können. (Bilda et al. 2021; Leinweber/Dockweiler 2020).

Vielversprechende Studienergebnisse deuten darauf hin, dass die Kombination von nicht-invasiver Hirnstimulation (tDCS) mit Sprachtherapie die Wirkung der Sprachtherapie bei Aphasie intensiviert und verbessert. Allerdings bedarf es mehr Einzelfallstudien und Gruppenstudien, welche die Wirksamkeit des Verfahrens in der ambulanten sprachtherapeutischen Versorgung untersuchen (Stahl et al. 2019).

Klinische Praxis und Forschung bei Aphasie würden enorm davon profitieren, wenn möglichst genaue Parameter definiert werden, die eine wirksame Therapie ermöglichen.

Passwort für Online-Aufgaben
Das Passwort zum Öffnen des Online-Materials lautet:
A_phAsie_1
Bitte geben Sie das Passwort nicht weiter.

Literatur

Abel, S. (2007): Modellgeleitete Aphasietherapie bei lexikalischen Störungen. Konnektionistische Diagnostik in der Benenntherapie. Shaker, Aachen

Abel, S., Lange, I. (2014): Sprachstörungen nach Schlaganfall und bei Demenz: Wie bedeutsam sind die Unterschiede für die Logopädie? Sprache · Stimme · Gehör 38 (02), 86–91

Abel, S., Weiller, C., Huber, W., Willmes, K. (2014): Neural Underpinning for Model-Oriented Therapy of Aphasic Word Production. Neuropsychologia 57, 154–185

Albert, M. (2003). Aphasia therapy works! Stroke, Apr;34(4):987–93, https://DOI:10.1161/01.STR.0000065830.45016.ED, 15.02.2022

Andricks, J., Smith, S. (2020): 5 Steps to Get Started in Telepractice. American-Speech-Language- Hearing Association. In: www.pubs.asha.org, 17.03.2021

Annett, M. (1985): Left, Right, Hand and Brain: the Right Shift Theory. London: Lawrence Erlbaum Associates. Aggleton, J. P., Kent

Arnold, A., Übensee, H., Barasch, A., Haase, I., Schillikowski, E., Pfeiffer, G. (2009): Fragebogen zum Kommunikationsverhalten von Schlaganfall-patienten (AFKS). In: www.aphasie.org/de/3-fachpersonen/3.3frageboegen/steckbrief_5.pdf, 01.02.2022

ASHA: https://www.asha.org/practice-portal/professional-issues/telepractice/ Letzter Zugriff: 16.02.2022

Asmussen, L. Bremer, W., Heldt, C., Krüger, S. (2013): Therapiefrequenz in der ambulanten logopädischen Praxis. Forum Logopadie. 2013, Vol. 27 (2), 12–19

AWMF: https://www.awmf.org/leitlinien.html (letzter Zugriff am 3.01.2022)

Baker, E. (2012): Optimal Intervention Intensity in Speech-language Pathology: Discoveries, Challenges, and Unchartered Territories. In: International Journal of Speech-Language Pathology, 14:5, 478–485, http://DOI: 10.3109/17549507.2012.717967, 15.02.2022

Balardin, J.B., Miotto, E. (2009): A Review of Constraint-Induced Therapy Applied to Aphasia Rehabilitation in Stroke Patients, Dementia & Neuropsychologia, 3, 275–282

Bartels, H. (2015): Aphasien. In: Siegmüller, J., Bartels, H.(Hrsg.): Leitfaden: Sprache Sprechen Stimme Schlucken. 4. Aufl. Urban & Fischer, München

Barthel, G. (2005): Modellorientierte Sprachtherapie und Aachener Sprachanalyse: Evaluation bei Patienten mit chronischer Aphasie. Dissertation, Universität Konstanz, Fachbereich Psychologie. In: http://kops.uni-konstanz.de/handle/123456789/11021, 01.02.2022

Barthel, G., Djundja, D., Meinzer, M., Rockstroh, B., Eulitz, C. (2006): Aachener

Sprachanalyse (ASPA): Evaluation bei Patienten mit chronischer Aphasie [1] Sprache · Stimme · Gehör 30 (3), 103–110

Barthel, G, Meinzer, M., Djundja, D., Rockstroh, B. (2007): Intensive Language Therapie in Chronic Aphasie: Which Aspects Contribute Most? Aphasiology 22 (4), 408–421

Baumgärtner, A. (2017): Intensität in der Aphasietherapie. In: Grötzbach, H. (Hrsg.): Therapieintensität in der Sprachtherapie/Logopädie. Schulz-Kirchner-Verlag, Idstein, 41–68

Baumgärtner, A., Gröne, B., Maser, I. (2018): Intensive Aphasietherapie: Evidenz und Umsetzung im ambulanten und (teil-)stationären Setting. Neurologie & Rehabilitation 24, 99–109

Baumgärtner, A., Staiger, A. (2020): Neurogene Störungen der Sprache. Neurologie Up2date 03 (2), 155–173

Beeson, P.M., Rising, K., Rapcsak, S.Z. (2018): Acquired Impairments of Reading and Writing. In: LaPointe, L.L., Stierwalt, J.A.G. (Hrsg.): Aphasia and Related Neurogenic Language Disorders. 2. Aufl. Thieme, New York, 100–112

Belin, P., Eeckhout, V., Zilbovicius, M., Remy, P., Francois, C. Guillaume, (1996): Recovery from Non-Fluent Aphasia after Melodic Intonation Therapy: A PET Study. Neurology 47(6), 1504–1511

Bendel, O. (2018): Pflegeroboter. Springer Gabler

Benson, NC., Jamison, KW., Arcaro, MJ., Vu, AT., Glasser MF., Coalson, T., Van Essen, D., Yacoub, E., Ugurbil, K. Winawer, J., Ka, K. (2018): The Human Connectome Project 7 Tesla Retinotopy Dataset: Description and Population Receptive Field Analysis. In: Journal of Vision 18(13), 23

Bernhardt, J., Langhorne, P., Lindley, I.R., Thrift, A.G., Ellery, F., Collier J., Churilov, L., Marjory, M., Dewey, H., Donnan., G. (2015): Efficacy and Wafety of Very Early Mobilisation within 24 h of Stroke Onset (AVERT): a Randomised Controlled Trial. Lancet 386 (9988), 46–55

Berthier, M.L., Pulvermüller, F., Davila, G. (2011): Drug Therapy of Post-Stroke Aphasia: a Review of Current Evidence. Neuropsychology Review 21 (3), 302–317

Best, W., Nickels, L.A. (2000): From Theory to Therapy in Aphasia: Where Are We Now and Where to Next? Neuropsychological Rehabilitation 10 (3), 231–247

Beushausen, U. (2014): Chancen und Risiken einer evidenz-basierten Sprachtherapie. Logos, 22, 96–194

Beushausen, U., Grötzbach, H. (2017): Evidenzbasierte Sprachtherapie. Schulz Kirchner Verlag, Idstein

Beushausen, U., Grötzbach, H. (2011): Evidenzbasierte Sprachtherapie. Elsevier, München

Bhogal, S.K., Teasell, R.W., Foley, N.C., Speechley, M.R. (2003a): Rehabilitation of Aphasia: More Is Better. Topics in Stroke Rehabilitation 10, 66–76

Bhogal, S.K., Teasell, R.W., Speechley, M.R.(2003b): Intensity of Aphasia Therapy, Impact on Recovery. Stroke 34, 987–993

Bikson, M., Grossmann, P., Thomas, C., Zannou, A.L., Jiang, J., Adnan, T., Mourdoukoutaset, A. P., Kronberg. G., Truong, D., Boggio, P., Brunono. A.R., Charvet, L., Fregni, F., Frisch. B., Gillick, B., Hamilton, R.H., Hampstead, B.M., Jankord, R., Kirton, A., Lnotkova, H., Liebetanz, D., Lui, A., Loo, C., Nietsche, M.A., Reis, J., Richardson, J.D., Rotenberg, A., Turkeltaub, P.E., Woods, A.J. (2016): Safety of Transcranial Direct Current Stimulation: Evidence Based Update 2016. Brain Stimulation, 9 (5), 641–661

Bilda, K. (2021). Digitale Logopädie: Neue Wege in Diagnostik und Therapie, In: Tom Fritzsche, Sarah Breitenstein, Hanna Wunderlich, Lisa Ferchland (Hrsg.): Spektrum Patholinguistik, 14, Potsdam, Universitätsverlag Potsdam, 2021, S. 77–82. DOI https://doi.org/10.25932/publishup-51032

Bilda, K. (2017): Digitalisierung im Gesundheitswesen. Trends und neue Entwicklungen. Forum Logopädie (3), 6–10

Bilda, K. (2012): Neue Modelle der wohnortnahen Versorgung bei Schlaganfall. In: Erworbene Hirnschädigungen – neue Anforderungen an eine interdisziplinäre Rehabilitationspädagogik. Verlag Klinkhardt, Bad Heilbrunn, 24–30

Bilda, K. (2011): Video-based Conversational Script-Training for Aphasia: a Therapy Study. Aphasiology 25 (2), 191–201

Bilda, K., Dörr, F., Thurmann, A., Tschuschke, B. (2021): Teletherapie in der Logopädie/Sprachtherapie. Zwei fiktive Fallbeispiele für Aphasie und phonologische Therapie bei Kindern. Logos 29, 112–121

Bilda, K., Dörr, F., Urban, K., Tschuschke, B. (2020): Digitale logopädische Therapie-Ergebnisse einer Befragung zum aktuellen Ist-Stand aus Sicht von LogopädInnen. Logos 28 (3), 176–183

Bilda, K., Fesenfeld, A., Laienbach, M., Meyer, E., Riebandt, S. (2014): Teletherapie bei Aphasie. Erste Ergebnisse zur Effektivität und Akzeptanz von telegestützter Therapie. Forum Logopädie 3 (27), 44–53

Bilda, K., Stricker, S. (2021): Geschulte Schlaganfall-Helferinnen und Schlaganfall-Helfer. Zeitschrift für Gerontologie und Geriatrie 54 (1), 37

Biniek R. (1997): Akute Aphasien. Aachener Aphasie-Bedside-Test. Thieme, Stuttgart

Biou, E., Cassoudesalle, H., Cogne, M., Sibon, I., De Gabory, I., Dehail, Aupy, J., Gilze, B. (2019): Transcranial Direct Current Stimulation in Post-Stroke Aphasia Rehabilitation: A Systematic Review. Annals of Physical and Rehabilitation Medicine 62 (2), 104–121

Blanken, G. (1999): Materialien zur neurolinguistischen Aphasiediagnostik – auditives Sprachverständnis: Wortformen. NAT-Verlag, Hofheim

Blanken, G. (1996): Materialien zur neurolinguistischen Aphasiediagnostik – auditives/visuelles Sprachverständnis: Wortbedeutungen. NAT-Verlag, Hofheim

Blanken, G., Döppler, R., Schlenk, G. (2006): Wortproduktionsprüfung. Hogrefe, Göttingen

Blomert, L., Kean, M.L., Koster, C., Schokker, J. (1994): Amsterdam-Nijmegen

Everyday Language Test: Construction, Reliability and Validity. Aphasiology 8 (4), 381–407

Böhlau, V. Flieger, F., Hagemeister, F., Jakob, H., Kraxenberger, S., Kutner, K., Leienbach, M., Müller. C., Oebels, J., Posch, M., Remiger, T., Schütz, S., Zeller, C., Zinger, E. (2013): „Und mich fragt wieder mal keiner?" – Ein Überblick über die standardisierte Selbsteinschätzung als klientenorientierte Methode in der Aphasiediagnostik. Aphasie und verwandte Gebiete 1, 5–21

Böhme, G. (2006): Sprach-, Sprech-, Stimm- und Schluckstörungen: Band 2: Therapie. Elsevier Verlag, München

Bongartz, R. (1998): Kommunikationstherapie mit Aphasikern und Angehörigen. Grundlagen – Methoden – Materialien. Thieme, Stuttgart

Bongartz, R, (1997): Linguistisch-pragmatische Aphasiediagnostik. Logos 5, 98–111

Bowen, B., Hesketh, A., Patchick, E., Young, Al., Davies, L., Vail, A., Long, A.F., Watkins, C., Wilkinson, M., Pearl, G., Lambon-Ralph, M.A., Tyrrell, P. (2012): Effectiveness of Enhanced Communication Therapy in the First Four Months after Stroke for Aphasia and Dysarthria: A Randomised Controlled Trial. BMJ Clinical Research 345

Brady, M.C., Kelly, H., Godwin, J., Enderby, P., Campbell, P. (2016): Speech and Language Therapy for Aphasia Following Stroke. Cochrane Database of Systematic Reviews 6

Breining, B.L., Sebastian, R. (2020): Neuromodulation in Post-stroke Aphasia Treatment. Current Physical Medicine and Rehabilitation Reports 8, 1–13

Breitenstein, C., Baumgärtner, A., Grewe, T., Flöel, A., Ziegler, W., Martus, P., Huber, W., Brühl, S., Hilare, K., Willmes, K. (2019): Standardisierung einer deutschsprachigen Version der Stroke and Aphasia Quality of Life Scale 39/ generic version (SA–QOL–39g). Abstractband zur 19. Jahrestagung der Gesellschaft für Aphasieforschung und Behandlung (GAB): Satz und Diskurs in Leipzig. GAB, 60–62

Breitenstein, C., Grewe, T., Flöel, A., Ziegler, W., Springer, L., Martus, P., Huber, W., Willmes, K., Ringelstein, E.B., Haeusler, K.G., Abel, S., Glindemann, R., Domahs, F., Regenbrecht, F., Schlenck, K.J., Thomas, M., Obrig, H., de Langen, E., Rocker, R., Wigbers, F., Rühmkorf, C., Hempen, I., List, J., Baumgaertner, A. (2017): Intensive Speech and Language Therapy in Patients with Chronic Aphasia after Stroke: A Randomised, Open-Label, Blinded-Endpoint, Controlled Trial in a Health-Care Setting. Lancet 389, 1528–1538

Breitenstein, C., Korsukewitz, C., Baumgärtner, A., Flöel, A., Zwitserlood, P., Dobel, C., Knecht, S. (2015): L-dopa Does Not Add to the Success of High Intensity Language Training in Aphasia. Restorative Neurology and Neuroscience 33 (2), 115–120

Brendel, O. (2021). Die fünf Dimensionen sozialer Roboter. In: In: Soziale Robobter, Springer Gabler, Wiesbaden, 3–21

Brodmann, K. (1909): Feinere Anatomie des Grosshirns. Lewandowsky's Handbuch der Neurologie. Springer, Berlin, Heidelberg

Brunner, C., Hirzel, S. (2009): Dialogdiagnostik für aphasische Menschen und ihre primäre Bezugsperson (DiaDia). In: Interkantonale Hochschule für Heilpädagogik, HfH, (Hrsg.)

Brunner, C. Steiner, J. (2009): Amsterdam-Nijmegen Everyday Language Test. Deutsche Fassung. In: https://docplayer.org/21337691-Anelt-amsterdam-nijmegen-everyday-language-test-deutsche-fassung.html (01.02.2022)

Brühl, S., Huber, W., Longoni, F. Schlenk, K.J., Willmes, K. (2022). Sprachsystematische Aphasiescreening (SAPS). Hogrefe, Göttingen

Bucur, M., Papagno, C. (2019): Are Transcranial Brain Stimulation Effects Long-Lasting in Post-Stroke Aphasia? A Comparative Systematic Review and Meta-Analysis on Naming Performance. Neuroscience & Biobehavioral Reviews 102, 264–289

Büttner, J. (2016): Kognitive Kommunikationsstörungen. Aktuelle Ansätze für Diagnostik und Therapie. Forum Logopädie 6 (30), 6–15

Büttner, J., Glindemann, R. (2019): Kognitive Kommunikationsstörungen. Fortschritte der Neuropsychologie. Band 19. Hogrefe, Göttingen

Byeon, H. (2020): Meta-Analysis on the Effects of Transcranial Direct Current Stimulation on Naming of Elderly with Primary Progressive Aphasia. International Journal of Environmental Research and Public Health 17 (3), 1095

Carter, R. (2014): Das Gehirn. Dorling Kindersley Verlag GmbH, London

Cherney, L.R., Patterson, J.P., Raymer, A., Frymark, T., Schooling, T. (2008): Evidence-Based Systematic Review: Effects of Intensity of Treatment and Constraint-Induced Language Therapy for Individuals with Stroke-Induced Aphasia. Journal of Speech, Language and Hearing Research 51 (5), 1282–1299

Choe, Y.-K., Jung, H.-T., Baird, J., Grupen, R. (2011): Interdisciplinary Stroke Rehabilitation Delivered by a Humanoid Robot: Simultaneous vs. Alternating Therapy Schedules. Proceedings of the Clinical Aphasiology Conference, USA

Chollet, F., Tardy, J., Albucher, J.F., Thalamas, C., Bernard, E., Lamy, C., Bejot, Y., Deltour, S., Jaillard, A., Niclot, P., Guillon, B. (2011): Fluotexine for Motor Recovery after Acute Ischaemic Stroke (FLAME): A Randomized Placebo-Controlled Trail. The Lancet Neurology 10 (2), 123–130

Cicerone, K., Levin, H., Malec, J., Stuss, D., Whyte, J. (2006): Cognitive Rehabilitation Interventions for Executive Function: Moving from Bench to Bedside in Patients with Traumatic Brain Injury. Journal of Cognitive Neuroscience 18 (7), 1212–1222

Code, C., Petheram, B. (2011): Delivering for Aphasia. International Journal of Speech-Language Pathology 13, 3–10

Connor, L.T., Obler, L.K., Tocco, M., Fitzpatrick, P.M., Albert, M.L. (2001): Effect of Socioeconomic Status on Aphasia Severity and Recovery. Brain and Language, 78 (2), 254–257

Corballis, M.C. (1991): The Lopsided Ape. Evolution of the Generative Mind. Oxford University Press on Demand, New York

Cordes, L., Loukanova, S., Forstner, J. (2020): ScopingReview über die Wirksamkeit einer Screen-to-Screen-Therapie im Vergleich zu einer Face-to-Face-Therapie bei Patient*innen mit Aphasie auf die Benennleistungen. Zeitschrift für Evidenz, Fortbildung und Qualität im Gesundheitswesen 157–157, 1–8

Corsten, S., Mende, M. (2011): Ther-A-Phon. Therapieprogramm für aphasisch-phonologische Störungen. NAT-Verlag, Hofheim

Corsten, S., Mende, M., Cholewa, J., Huber, W. (2004): Modellgeleitete Therapie von phonologischen Störungen bei Aphasie: Eine Einzelfallstudie zur Leitungsaphasie. Sprachheilarbeit 49 (6), 284–297

Corsten, S., Konradi, J., Schimpf, E., Hardering, F. Keilmann, A. (2014): Improving Quality of Life in Aphasia – Evidence for the Effectiveness of the Biographic-Narrative Approach. Aphasiology 28 (4), 440–452

Cotelli, M., Manenti, R., Ferrari, C., Gobbi, E., Macis, A., Cappa, S.F. (2020): Effectiveness of Language Training and Non-Invasive Brain Stimulation on Oral and Written Naming Performance in Primary Progressive Aphasia: A Meta-Analysis and Systematic Review. Neuroscience & Biobehavioral Reviews 108, 498–525

Darkow, R., Flöel, A. (2016): Aphasie: evidenzbasierte Therapieansätze. Der Nervenarzt, 87 (10), 1051–1056

Darling, K. (2021): The New Breed: How to Think about Robots. Google books

Dautenhahn, K. (2007): Socially Intelligent Robots: Dimensions of Human – Robot Interaction. Philosophical Transactions of the Royal Society B: Biological Sciences, 362, 679–704

Davidson, R.J., Hugdahl, K. (1994): Brain Asymmetry. MITPress, Cambridge MA

Davis, G.A., Wilcox, M.J. (1985): Adult Aphasia Rehabilitation. College-Hill, San Diego

Davis, G.A., Wilcox, M.J. (1981): Incorporating Parameters of Natural Conversation in Aphasia Treatment. In: Chapey, R. (Hrsg.), Language Intervention Strategies in Adult Aphasia. Williams & Wilkins, Baltimore

De Bleser, R. (1997a): Modality-Specific Anomias. In: Goodglass, H., Wingfield, A. (Hrsg.): Anomia. Academic Press, New York

De Bleser, R. (1997b): Störungen der Schriftsprache. In: Hopf, H.C., Deuschl, G., Diener, H.-C., Reichman, H. (Hrsg.): Neurologie in Praxis und Klinik. Thieme Verlag, Stuttgart

De Bleser, R., Stadie, N., Tabatabaie, S., Cholewa, J. (2004): LEMO – Lexikon modellorientiert. Einzelfalldiagnostik bei Aphasie, Dyslexie und Dysgraphie. Urban & Fischer, München

De Renzi, E., Vignolo, L.A. (1962): The Token Test: A Sensitive Test to Detect Receptive Disturbances in Aphasics. Brain 85, 665–78

DEGAM (2020): Leitlinien Schlaganfall. In: https://www.awmf.org/leitlinien/detail/ll/053-011.html (07.02.2022)

Dell, G. (1986): A Spreading-Activation Theory of Retrieval in Sentence Production. Psychological Review 93 (28)

Deutscher Bundesverband Logopädie (2020): Videobehandlungen in der Logopädie. Positionspapier. In: https://www.dbl-ev.de/fileadmin/Inhalte/Dokumente/der_dbl/Positionspapiere/Videobehandlungen_in_der_Logopaedie_Juni_2020.pdf (08.02.22)

Deutsche Gesellschaft für Neurologie (2012): Rehabilitation aphasischer Störungen nach Schlaganfall. Leitlinien für Diagnostik und Therapie in der Neurologie

Deutsche Gesellschaft für Neurologie (DGN) (2012): S1-Leitlinie Diagnostik akuter zerebrovaskulärer Erkrankungen. Leitlinien für Diagnostik und Therapie in der Neurologie In: https://dgn.org/wp-content/uploads/2012/12/030-117l_S1_Zerebrovakulaere_Erkrankungen_Diagnostik_2012_verlaengert.pdf (08.02.2022)

Diener, H.C., Weimar, C. (2012): Leitlinien für Diagnostik und Therapie in der Neurologie. Thieme, Stuttgart

Dollaghan, C.A. (2007): The Handbook of Evidence-Based Practice in Communication Disorders. Paul H. Brookes, Baltimore

Edmonds, L.A. (2014): Tutorial for Verb Network Strengthening Treatment (VNeST). Detailed Description of the Treatment Protocol with Corresponding Theoretical Rationale. SIG 2 Perspectives on Neurophysiology and Neurogenic Speech and Language Disorders 24, 78–88

Eibl, K. (2019): Sprachtherapie in Neurologie, Geriatrie und Akutrehabilitation. 1 Aufl. Urban & Fischer in Elsevier, München

Elbert, T., Rockstroh, B., Bulach, D., Meinzer, M., Taub, E. (2003): Die Fortentwicklung der Neurorehabilitation auf verhaltensneurowissenschaftlicher Grundlage Beispiel Constraint-induced-Therapie. Nervenarzt 74, 334–342

Ellis, H.D., Young, A. (1990): Accounting for Delusional Misidentifications. British Journal of Psychiatry, 157, 239–24

Elsner, B., Kugler, J., Mehrholz, J. (2020): Transcranial Direct Current Stimulation (tDCS) for Improving Aphasia after Stroke: A Systematic Review with Network Meta-Analysis of Randomized Controlled Trials. Journal of NeuroEngineering and Rehabilitation 17 (1), 1–11

Elsner, B., Kugler, J., Pohl, M., Mehrholz, J. (2019): Transcranial Direct Current Stimulation (tDCS) for Improving Aphasia in Adults with Aphasia after Stroke. The Cochrane Database of Systematic Reviews 5(5)

Fedorenko, E., Duncan, J., Kanwisher, N. (2012): Language-Selective and Domain-General Regions Lie Side by Side within Broca's Area. Current Biology 22 (21), 2059–2062

Fedorenko, E., Thompson-Schill, S.L. (2014): Reworking the Language Network. Trends in Cognitive Science 18(3), 120–126

Feigin, V.L., Forouzanfar, M.H., Krishnamurthi, R., Mensah, G.A., Connor, M., Bennett, D.A., Moran, A.E., Sacco, R.L., Anderson, L., Truelsen, T., O'Donnell, M., Venketasubramanian, N., Barker-Collo, S., Lawes, C .M.M., Wang,

W., Shinohara, Y., Witt, E., Ezzati, M., Naghavi, M., Murray, C. (2014): Global and Regional Burden of Stroke during 1990–2010: Findings from the Global Burden of Disease Study 2010. The Lancet 383 (9913), 245–255

Fischer, K. (2021): Geräusche, Stimmen und natürliche Sprache. Kommunikation mit sozialen Robotern. In: Soziale Robobter, Springer Gabler, Wiesbaden, 287-289

Fredriksson, J., Bermel, W., Billeter, M. (2012): Structural Characterisation of a Histone Domain by Projection-Decomposition. Journal of Magnetic Resonance 217, 48–52

Friederici, A. D. (2012): The Cortical Language Circuit: From Auditory Perception to Sentence Comprehension. Trends in Cognitive Sciences, 16(5), 262–268

Frieg, H., Mühlhaus, J., Ritterfeld, U., Bilda, K. (2017): Assistive Technologien in der Dysarthrietherapie. Forum Logopädie 3(31), 10–15

Fröhlich J., Roebers S., Wagner M (2012): Qualitäts-gesichertes Case Management in der Schlaganfall-

Versorgung. Monit Versorgungsforschung MVF Special „Versorgung 2.0“ 5(1):57–60

Fröschl, B., Antony, K., Pertl, D., Schneider, P. (2015): Nicht-medikamentöse Prävention und Therapie von Alzheimer-Demenz und gemischter Demenz. Gesundheit Österreich GmbH, Wien

Geranmayeh, F., Brownsett, S. L. E., Wise, R., J.S. (2014a): Task-Induced Brain Activity in Aphasic Stroke Patients: What Is Driving Recovery? Brain 137 (10), 2632–2648

Geranmayeh, F., Chau, T.W., Wise, R.J., Leech, R., Hampshire, A. (2017): Domain-General Subregions of the Medial Prefrontal Cortex Contribute to Recovery of Language after Stroke. Brain 140 (7), 1947–1958

Geranmayeh, F., Wise, R.J., Mehta, A., Leech, R. (2014b): Overlapping Networks Engaged during Spoken Language Production and Its Cognitive Control. Journal of Neuroscince 34 (26), 8728–40

Glindemann, R., Klintwort, D., Ziegler, W., Goldenberg, G. (2002): Bogenhausener Semantik Untersuchung (BOSU). Urban & Fischer, München

Glindemann, R., Zeller, C., Ziegler, W. (2018): KOPS. Kommunikativ-pragmatisches Screening für Patienten mit Aphasie. Untersuchung verbaler, nonverbaler und kompensatorisch-strategischer Fähigkeiten. NAT-Verlag, Hofheim

Goetze, S. (2019): Intelligente Erkennersysteme für die Pflege. Pflegezeitschrift 72(1), 17–19

Goldenberg, G. (2007): Neuropsychologie – Grundlagen, Klinik, Rehabilitation. 4. Aufl. Elsevier: Urban und Fischer, München, Jena

Goodglass, H., Calderon, M. (1977): Parallel Processing of Verbal and Musical Stimuli in Right and Left Hemispheres. Neuropsychologia 15 (3), 397–407

Grafman, J. (2000): Conceptualizing Functional Neuroplasticity. Journal of Communication Disorders. 33 (4), 345–346.

Grande, M., Huber, W. (2005): Funktionelle Reorganisation bei Aphasie Sprache · Stimme · Gehör 29(3), 144–149

Grande, M., Hussmann, K. (2016): Einführung in die Aphasiologie. Georg Thieme Verlag

Grande, M., Springer, L., Huber, W. (2006): Richtlinien für die Transkription mit dem Programm ASPA (Aachener Sprachanalyse). Sprache · Stimme · Gehör 30, 179–185

Greener, J., Enderby, P., Whurr, R. (2001): Pharmacological Treatment for Aphasia Following Stroke. Cochrane Database of Systematic Reviews 4

Greenhouse, J.B., Fromm, D., Iyengar, S., Dew, M.A., Holland, A., Kass, R. (1990): The Making of a Meta-analysis: A Quantitative Review of the Aphasia Treatment Literature. In: Straf, M., Wachter, K. (Eds.), The Future of Meta-analysis. Beverly Hills, CA: Sage

Greitemann, G., Küst, J. (2017): Kognitive Dysphasien –Anmerkungen aus aphasiologischer und neuropsychologischer Sicht. Aphasie und verwandte Gebiete 1, 10–15

Grewe, T., Baumgärtner, A., Bruehl,S., Glindemann, R., Domahs, F., Reggenbrecht, F., Schlenck, K. J.& Thomas, M. (2020). ESKOPA-TM. Evidenzbasierte kommunikative und pragmatische Aphasietherapie. Hogrefe, Göttingen

Grötzbach, H. (2017): Therapieintensität in der Sprachtherapie / Logopädie. Schulz-Kirchner Verlag, Idstein

Grötzbach, H. (2015): Evidenzbasierte Aphasietherapie. Sprachtherapie aktuell. Schwerpunktthema: Aus der Praxis für die Praxis

Gutzmann, H., Brauer, T. (2007): Sprache und Demenz. Diagnose und Therapie aus psychiatrischer und logopädischer Sicht. Schulz-Kirchner Verlag, Idstein

Haberstroh, J., Neumeyer, K., Schmitz, B., Perels, K., Pantel, J. (2006): Kommunikations-TAnDem. Zeitschrift für Gerontologie und Geriatrie 39(5), 358–364

Hahne, A., Friederici, A. D. (2001): Processing a Second Language: Late Learner's Comprehension Mechanism as Revealed by Event-Related Brain Potentials Bilingualism. Language and Cognition 4 (2), 123–141

Hankey, G. J. (2017): Stroke. Lancet 389 (10069), 614–654

Hartwigsen, G. (2018): Flexible Redistribution in Cognitive Networks. Trends in Cognitive Sciences 22 (8), 687–698

Hécaen, H., Sauguet, J. (1971): Cerebral Dominance in Left-Handed Subjects Cortex, 7, Issue 1, 19–48

Hegel, F., Muhl, C., Wrede, B., Hielscher-Fastabend, M., Sagerer, G. (2009): Understanding Social Robots. Proceedings of the Conference on Advances in Computer-Human Interactions (ACHI'09), Cancun, Mexiko, 169–174

Heilige, J.B. (2008): Interhemispheric Interaction in the Lateralized Brain. In: Stemmer, B., Whitaker, H.A. (Hrsg.): Handbook of the Neuroscience of Language. Elsevier, Amsterdam, 257–266

Heilmittelkatalog: www.gba.de/institution/themenschwerpunkte/heilmittel, 01.02. 2022

Heiss, W., Kessler, J., Karbe, H., Fink, G. R., Pawlik, G. (1993): Cerebral Glucose Metabolism as a Predictor of Recovery from Aphasia in Ischemic Stroke. Archives of Neurology. 50 (9), 958–964

Helm, N. A. (1979): Melodische Intonationstherapie. In: Peuser, G. (Hrsg.): Studien zur Sprachtherapie. Fink, München

Helm-Estabrooks, N., Albert, M. (2004): Manual of aphasia and aphasia therapy. 2 Aufl., CA: Singular Publishing Company, San Diego

Helm-Estabrooks, N., Fitzpatrick, P. M., Barresi, B. (1982): Visual Action Therapy for Global Aphasia. Journal of Speech and Hearing Disorders 47 (4), 385–389

Helm-Estabrooks, N., Nicholas, M., Morgan, A. (1989): MIT, Melodic Intonation Therapy Manual. TX: Special Press, San Diego

Hemsley, G., Code, C. (1996): Interactions between Recovery in Aphasia, Emotional and Psychosocial Factors in Subjects with Aphasia, Their Significant Others and Speech Pathologists. Disability and Rehabilitation 8 (11), 567–84

Herder, J. G. (1772): Abhandlung über den Ursprung der Sprache. Berlin

Herrmann C., Fiebach, C. (2004): Gehirn und Sprache. Fischer Taschenbuch Verlag, Frankfurt

Herrmann M., Koch U., Johannsen-Horbach H., Wallesch C. (1989) Communicative skills in chronic and severe nonfluent aphasia. Brain Language; 37: 339–352

Heuschmann, P. U., Busse, O., Wagner, M., Endres, M., Villringer, A., Röther, J., Kolominsky-Rabas, P. L., Berger, K. (2010): Schlaganfallhäufigkeit und Versorgung von Schlaganfallpatienten in Deutschland. Aktuelle Neurologie 37 (7), 333–340

Hickok, G., Poeppel, D. (2007): The Cortical Organization of Speech Processing. Nature Reviews. Neuroscience. 8, 393–402

Hogrefe, K., Glindemann, R., Ziegler, W., Goldenberg, G. (in Vorb.): Nonverbaler Semantiktest (NVST). Hogrefe, Göttingen

Holland, A. L., Fromm, D. S., Deruyter, F., Stein, M. (1996): Treatment efficacy: aphasia. Journal of Speech, Language and Hearing Research 39 (5), 227–236

Howard, D., Hattfield, F. (2018): Aphasia Therapy. Historical and Contempary Issues. Routeledges Neuropsychology 7

Huber, W., Poeck, K., Springer, L. (2013): Klinik und Rehabilitation der Aphasie. Eine Einführung für Therapeuten, Angehörige und Betroffene. Thieme, Stuttgart

Huber, W., Poeck, K., Springer, L. (2006): Klinik und Rehabilitation der Aphasie: eine Einführung für Therapeuten, Angehörige und Betroffene. Georg Thieme Verlag, Stuttgart

Huber, W., Poeck, K., Weniger, D., Wilmes, K. (1983): Aachener Aphasietest (AAT). Göttingen: Hogrefe

Huber, W., Ziegler, W. (2009): Störungen von Sprache und Sprechen. In: Sturm, W., Hermann, M. Münte, M. (Hrsg.): Lehrbuch der klinischen Neuropsychologie. Spektrum Akademischer Verlag, Heidelberg, 558–608

Huber, W., Ziegler, W. (2000): Störungen des Sprechens und der Sprache. In: Sturm, W., Herrmann, M., Wallesch, C.-W. Lehrbuch der klinischen Neuropsychologie: Grundlagen, Methoden, Diagnostik, Therapie. Lehrbuch der Klinischen Neuropsychologie. Swets & Zeitlinger, 462–511

Hülshoff, T. (2008): Das Gehirn: Funktionen und Funktionseinbußen. Ein Einführung für pflegende, soziale und pädagogische Berufe. 3 Aufl. Verlag Hans Huber

Hüttemann, J. (1998): Störungen der Zahlenverarbeitung. NAT Hofheim

Hütter, B.O., Gilsbach, J.M. (1995): Introspective Capacities in Patients with Cognitive Deficits after Subarachnoid Hemorrhage, Journal of Clinical and Experimental Neuropsychology 17 (4), 499–517

Hull, R., Vaid, J. (2007): Bilingual Language Lateralization. A Meta-Analytic Tale of Two Hemispheres. Neuropsychologia 45, 1987–200

Hussmann, K., Grande, M., Bay, E., Christoph, S., Springer, L., Piefke, M., Huber, W. (2006): Aachener Sprachanalyse (ASPA): Computergestützte Analyse von Spontansprache anhand von linguistischen Basisparametern. Sprache · Stimme · Gehör 30, 96–102

Hussmann, K., Grande, M., Meffert, E., Christoph, S., Piefke, M., Willmes, K., Huber, W. (2012): Computer-Assisted Analysis of Spontaneous Speech: Quantification of Basic Parameters in Aphasic and Unimpaired Language. Clinical Linguistics & Phonetics 26(8), 661–680

Jaecks, P. (2014): Restaphasie. Forum Logopädie. Stuttgart, Thieme

Jäncke, L. (2017): Lehrbuch Kognitive Neurowissenschaften: Hogrefe, Göttingen

Janke, S., Glöckner-Rist, A. (2014): Deutsche Version der Satisfaction with Life Scale (SWLS). In: Danner, D., Glöckner-Rist, A. (Hrsg.): Zusammenstellung sozialwissenschaftlicher Items und Skalen. GESIS, Mannheim

Jehle, S., Steiner, J. (2021): Frühe Aphasiebehandlung. Praxiswissen Logopädie, Band 2, Kohlhammer, Stuttgart

Jescheniak, J.D., Schriefers, H., Hantsch, A. (2001): Semantic and Phonological Activation in Noun and Pronoun Production. Journal of Experimental Psychology: Learning, Memory, and Cognition, 27(4), 1058–1078, https://doi.org/10.1037/0278-7393.27.4.1058 (08.02.2022)

Jungblut, M. (2005): Music Therapy for People with Chronic Aphasia: A Controlled Study. In: Aldridge, D. (Hrsg.): Music Therapy and Neurological Rehabilitation. Performing Health. Jessica Kingsley Publishers, London and Philadelphia, 189–211

Kalbe, E., Reinhold, N., Ender, U., Kessler, J. (2010): Aphasie Check Liste. ProLog, Muttenz

Kang, E., Makimoto, K., Konno, R.N., Koh, S. (2020): Review of Outcome Measures in PARO Robot Intervention Studies for Dementia Care 41 (3), 207–21

Kaplan, E.F., Goodglass, H., Weintraub, S. (1983): The Boston Naming Test. 2. Aufl. Lea & Febiger, Philadelphia

Kerschensteiner, M., Poeck, K., Huber. W., Weniger, D. (1978): Die Broca-Aphasie. Klinisches Bild und Überlegungen zur neurolinguistischen Struktur. Journal of Neurology 217 (4), 223–242

Kessler J., Thiel A., Karbe H., Heiss, W. (2000: Piracetam Improves Activated Blood Flow and Facilitates Rehabilitation of Poststroke aphasic Patients. Stroke (31), 2112–2116

Knapitsch, E. (2009): Repetitive transkranielle Magnetstimulation (rTMS) in der Frührehabilitation: Verbesserung der Armfunktion nach ischämischem Schlaganfall. Österreichische Landesnervenklinik Wagner-Jauregg, Linz

Köpf, G. (2001): ASTRAIN. Das Alzheimer-Sprach-Training Karl-Maria-Laufen-Verlag, Oberhausen

Korn, O., Buchweitz, L., Theil, A., Fracasso, F., Cesta, A. (2021): Akzeptanz und Marktfähigkeit sozialer Roboter: Eine Studie mit älteren Menschen aus Italien und Deutschland. In: Soziale Robobter, Springer Gabler, Wiesbaden, 59–88

Kotten, A. (1997): Lexikalische Störungen bei Aphasie. Forum Logopädie. Thieme, Stuttgart

Kroker, C. (2006): Aphasie-Schnell-Test (AST). Ein standardisierter Test für die Differentialdiagnose; Aphasie-keine Aphasie-Dysarthrie in der Akutphase. Schulz-Kirchner Verlag, Idstein

Kunter, K.P., Schütz, S. (2016): Kommunikationsorientierte Selbstbeurteilung bei Aphasie (KOSA): Validierung des Bildmaterials im deutschsprachigen Raum. Aphasie und verwandte Gebiete 1, 15–26

Lang, C., Dehm, A., Dehm, B., Leuschner, T. (1999): KAP. Swets Test Services Verlag, Erlangen

Langbecker, D.H., Caffery, L., Taylor, M., Theodoros, D., Smith, A.C. (2019): Impact of School-Based Allied Health Therapy via Telehealth on Children's Speech and Language, Class Participation and Educational Outcomes. Journal of Telemedicine and Telecare 25(9), 559–565

Laska, A.C., Hellblom, A., Murray, V., Kahan, T., Von Arbin, M. (2001): Aphasia in Acute Stroke and Relation to Outcome. Journal of International Medicine, 249 (5), 413–422

Lavoie, M., Macoir, J., Bier, N. (2017): Effectiveness of Technologies in the Treatment of Post-Stroke Anomia: A Systematic Review. Journal of Communication Disorders 65, 43–53

Lazar, R.M., Antoniello, D. (2008): Variability of Recovery from Aphasia. Curr Neurol Neuroscience Rep, 8, 497–502

Lazar, R.M., Minzer, B., Antoniello, D. (2001): Improvment in Aphasia Scores after Stroke and Relation to Outcome. Journal International Medicine, 249, 413–422

Lefaucheur, J.P., Antal, A., Ayache, S.S., Benninger, D.H., Brunelin, J., Cogiamanian, F., Cotelli, M., De Ridder, D., Ferrucci, R., Langguth, B., Marangolo, P., Mylius, V., Nietsche, M.A., Padberg, F., Palm, U., Poulet, E., Priori, A., Rossi,

S., Schecklmann, M., Vanneste, S., Ziemann, U., Garcia, L., Paulus, W. (2017): Evidence-Based Guidelines on the Therapeutic Use of Transcranial Direct Current Stimulation (tDCS). Clinical Neurophysiology 128 (1), 56–92

Leinweber, J., Dockweiler, C. (2020): Perspektiven der Digitalisierung in der Logopädie/Sprachtherapie. Ein Überblick über die Herausforderungen für Theorie, Forschung und Praxis. Forum: Logopädie 34 (3), 6–9

Lesser, R., Algar, L. (1995): Towards Combining the Cognitive Neuropsychological and the Pragmatic in Aphasia Therapy. Neuropsychological rehabilitation 5 (1–2), 67–92

Levelt, W. J. M., Roelofs, A., Meyer, A. S. (1999): A Theory of Lexical Access in Speech Production. Behavioral and Brain Sciences 22 (1), 1–38

Liepert, J., Bauder, H., Miltner, W. H. R., Taub, E., Weiller, C. (2000): Treatment-Induced Cortical Reorganization after Stroke in Humans. Stroke 31 (6), 1210–1216

Lomas, J., Pickard, L., Bester, S., Elbard, H., Finlayson, A., Zoghaib, C. (1989). The Communicative Effectiveness Index: Development and Psychometric Evaluation of a Functional Communication Measure for Adult Aphasia. Journal of Speech and Hearing Disorders, 54, 113–124

Lutz, L. (2009): MODAK. Modalitätenaktivierung in der Aphasietherapie. Ein Therapieprogramm. 2. Aufl. Springer, Berlin

Lutz, L. (1996): MODAK: Modalitätenaktivierung in der Aphasietherapie. Ein Therapieprogramm. 3. Aufl. Springer, Berlin

Maher, L. M., Kendall, D., Swearengin, J. A., Rodriguez, A., Leon, S. A., Pingel, K., Holland, A., Gonzalez Rothi, L. J. (2006): A Pilot Study of Use-Dependent Learning in the Context of Constraint Induced Language Therapy. J Int Neuropsychol Soc 2006, 12, 843–852

Marshall, J. F. (1984): Brain Function: Neural Adaptations and Recovery from Injury. Annual Review of Psychology 35 (1), 277–308

Marshall, N., Holtzapple, P. (1976): Melodic Intonation Therapy: Variations on a Theme. In: Brookshire, R. H. (Hrsg.): Clinical Aphasiology 6, 151–171

McCarthy, R. A., Warrington, E. K. (1990): Cognitive Neuropsychology: A Clinical Introduction

Mehrholz, J., Elsner, B. (2018): Transkranielle Gleichstromstimulation (tDCS) in der neurologischen Rehabilitation. Neurorehabilitation 10, 185–188

Meinzer, M., Djundja, D., Barthel, G., Elbert, T., Rockstroh, B. (2005): Long-Term Stability of Improved Language Functions in Chronic Aphasia after Constraint-Induced Aphasia Therapy. Stroke 36 (7), 1462–1466

Meinzer, M., Elbert, T., Wienbruch, C., Djundja, D., Barthel, G., Rockstroh, B. (2004): Intensive Language Training Enhances Brain Plasticity in Chronic Aphasia. BMC Biology 2 (1), 1–9

Mesulam, M. M. (1990): Large-Scale Neurocognitive Networks and Distributed Processing for Attention, Language, and Memory. Annals of Neurology 28 (5), 597–613

Meulen, van der I., Gelder-Houthuizen, van J., Wielaert S., Sandt-Koenderman, van de W. (2008): Handleiding Scenario-Test: Verbale en non-verbale communicatie bij afasie. Bohn Stafleu van Loghum, Houten

Mesulam, M.M. (1987): Primary Progressive Aphasia- Differentation from Alzheimer's Disease. Annals of Neurology 22 (4), 533–534

Meyer, E., Bilda, K. (2017): Die App DiaTrain – ein videobasiertes Skripttraining. Entwicklung und Anwendung eines evidenzbasierten Heimtrainings. Forum Logopädie 31(3), 16–19

Michaud, F., Duquette, A., Nadeau, I. (2003): Characteristics of Mobile Robotic Toys for Children with Pervasive Developmental Disorders. Proceedings IEEE Conference on Systems, Man, and Cybernetics (SMC), Washington, DC, USA, 2938–2943

Montembeault, M., Brambati, S.M., Gorno-Tempini, M., Migliaccio, R. (2018): Clinical, Anatomical, and Pathological Features in the Three Variants of Primary Progessive Aphasia: A Review. Frontiers in Neurology 9, 692

Morton, J. (1980): The Logogen Model and Orthographic Structure. In: Frith, U. (Hrsg.): Cognitive Processes in Spelling. Academic Press, London

Morton, J. (1979): Facilitation in Word Recognition: Experiments Causing Change in the Logogen Model. In: Kolers, P.A., Wrostad, M.E., Bouma, H. (Hrsg.): Processing of Visible Language. Plenum Press, New York, 132

Morton, J. (1970): A Functional Model for Memory. In: Norman, D.A. (Hrsg.): Models of Human Memory. Academic Press, New York, 203–254

Morton, J., Patterson, K. (1980): A New Attempt at an Interpretation, or an Attempt at a New Interpretation. In: Coltheart, M., Patterson, K., Marshall, J. (Hsrg.): Deep Dyslexia. Routledge 8; Kegal, London

Mubin, O., Al Mamoud, A. (2008): Exploring Multimodal Robotic Interaction through Storytelling for Aphasics Conference: People and Computers XXII Culture, Creativity, Interaction, Großbritannien

Müllbacher, W. (2011): Neuroplastizität. In: Lehrner, J., Pusswald, G., Fertl, E., Strubreither, W., Kryspin-Exner, I. (Hrsg.): Klinische Neuropsychologie. 2 Aufl. Springer, Wien, 611–625

Murdoch, B.E. (2009): Acquired Speech and Language Disorders: A Neuroanatomical and Functional Neurological Approach. 2. Aufl. Wiley-Blackwell, Chichester

Nebel, A., Deuschl, G. (2017): Dysarthrie und Dysphagie bei Morbus Parkinson. Georg Thieme, Stuttgart

Nelles, G. (2004): Funktionsrückbildung und neuronale Plastizität. In: Nelles, G. (Hrsg.): Neurologische Rehabilitation. Georg Thieme, Stuttgart

Neubert, C., Rüffer, N., Zeh-Hau, M. (1992): Neurolinguistische Aphasietherapie. Materialien Teil 1: Lexikalisch-semantische Störungen. NAT, Hofheim

Nickels, L., Croot, K. (2015): Clinical Perspectives of Primary Progessive Aphasia. Psychology Press Ltd

Nobis-Bosch, R., Abel, S., Krzok, F., Jakob, H. (2020): Szenario-Test. Testung verbaler und nonverbaler Aspekte aphasischer Kommunikation. ProLog, Köln

Nobis-Bosch, R., Biniek, R., Rubi-Fessen, I., Springer, L. (2013): Diagnostik und Therapie der akuten Aphasie. Thieme, Stuttgart

Norton, A., Zipse, L., Marchina, S., Schlaug, G. (2009): Melodic Intonation Therapy: Shared Insights on How It Is Done and Why It Might Help. Annals of the New York Academy of Sciences 1169, 431–436

Noth, J. (2005): Sprache und Bildgebung. Sprache · Stimme · Gehör 29 (3), 97–98

Øra, H. P., Kirmess, M., Brady, M. C., Partee, I., Hognestad, R. B., Johannessen, B. B, Thommessen, B., Becker, F. (2020): The Effect of Augmented Speech-Language Therapy Delivered by Telerehabilitation on Poststroke Aphasia – a Pilot Randomized Controlled Trial. Clinical Rehabilitation 34(3), 369–381

Orgogozo, J. M. (1999): Piracetam in the Treatment of Acute Stroke. Pharmacopsychiatry. 32 (1), 25–32

Paradis, M. (2004): Implicit and Explicit Language Process. In: Paradis, M. (Hrsg.): A Neurolinguistic Theory of Bilingualism. John Benjamins B.V., Amsterdam, 33–61

Paradis, M. (1985): On the Representation of Two Languages in One Brain. Language Sciences 7 (1), 1–39

Picano, C., Quadrini, A., Pisano, F., Marangolo, P. (2021): Adjunctive Approaches to Aphasia Rehabilitation: A Review on Efficacy and Safety. Brain Sciences 11 (1), 41

Poeck, K. (1983): What Do We Mean by Aphasic Syndromes? A Neurologist‘s View. Brain and Language 20 (1), 79–89

Poeppel, D. (2014): The Neuroanatomic and Neurophysiological Infrastructure for Speech and Language. Current Opinion in Neurobiology, 28, 142–149

Pöppel, T. D., Krause, B. J. (2005): Einführung in die funktionell bildgebenden Verfahren und die Datenanalytik. Sprache · Stimme · Gehör 29 (3), 99–111

Posner, M. I., Raichle, M. E. (1994): Images of Mind. W. H. Freeman and Company, New York

Pulvermüller, F. (2018): Neural Reuse of Action Perception Circuits for Language, Concepts and Communication. Progress in Neurobiology 160, 1–44

Pulvermüller, F. (1990): Aphasische Kommunikation Grundfragen zu ihrer Analyse und Therapie (Diss.). Tübingen, Narr

Pulvermüller, F., Neininger, B., Elbert, T., Mohr, B., Rockstroh, B., Koebbel, P., Taub, E. (2001): Constraint-Induced Therapy of Chronic Aphasia after Stroke. Stroke 32 (7), 1621–26

Price, C. J. (2012): A Review and Synthesis of the First 20 Years of PET and fMRI Studies of Heard Speech, Spoken Language and Reading. Neuroimage 62, 816–47

Price, C. J. (2000): The Anatomy of Language: Contributions from Functional Neuroimaging. Journal of Anatomy 197 (3), 335–339

Prigatano, G. P., Roueche, J. R., Fordyce, D. J. (1985): Nonaphasic Language Disturbances after Closed Head Injury. Language Sciences 7 (1), 217–229

Rabitsch, S. (2020): Die vielen Gesichter der primär progredienten Aphasie. Eine Kasuistik zur progredienten nicht flüssigen Aphasie mit isolierter Sprachapraxie. Psychopraxis Neuropraxis 23 (1), 13–15

Radü, E.W., Kedanll, B.E., Moseley, I.F. (1987): Computertomographie des Kopfes. Thieme, Stuttgart

Rangarathnam, B., Haley, G., Mccullough, G. (2016): Do Patients Treated for Voice Therapy with Telepractice Show Similar Changes in Voice Outcome Measures as Patients Treated Face to Face? Evidence Based Practice Briefs 11, 1–6

Regenbrecht, F., Guthke, T. (2017): Kognitive Kommunikationsstörungen in der Sprachtherapie und der Neuropsychologie. Aphasie und verwandte Gebiete 1, 16–30

Reis, J., Fritsch, B. (2017): Transkranielle elektrische Hirnstimulation. Aktuelle Neurolologie 44 (8), 561–567

Richards, N. (2016): Demenz, Kommunikation und Körpersprache. Integrative Validation (IVA) In: Tackenberg, P.: Demenz und Pflege. Mabuse-Verlag

Richter, K., Hielscher-Fassbender, M. (2018): BIAS A&R: Bielefelder Aphasie Screening Akut und Reha. Zur Diagnostik akuter und postakuter Aphasien. 2. Aufl. NAT-Verlag, Hofheim

Richter, K., Knepel, K., Neubert, C., Zeh-Hau, M. (2014): BILEX: Bielefelder Therapiematerial zum lexikalischen Wortabruf. NAT-Verlag, Hofheim

Richter, K., Wittler, M., Hielscher-Fastabend, M. (2006): Bielefelder Aphasie Screening (BiAS). Zur Diagnostik akuter Aphasien. NAT-Verlag, Hofheim

RKI – Robert Koch-Institut (2015): Gesundheit in Deutschland. Gesundheitsberichterstattung des Bundes. In: RKI und Destatis (Hrsg.): RKI, Berlin

Robey, R. R. (1998): A Meta-Analysis of Clinical Outcomes in the Treatment of Aphasia. Journal of Speech, Language, and Hearing Research 41 (1), 172–187

Rossini, P.M., Burke, D., Chen, R., Cohen, L. G., Daskalakis, Z., Di Iorio, R., Di Lazzaro, V., Ferreri, F., Fitzgerald, P. B., George, M. S., Halluett, M., Lefeucher, J. P., Langguth, B., Matsumoto, H., Minussi, C., Nietsche, M.A., Pascual-Leone, A., Paulus, W., Rossi, S., Rothwell, J.C., Siebner, H. R., Ugawa, Y., Walsh, V., Ziemann, U. (2015): Non-invasive Electrical and Magnetic Stimulation of the Brain, Spinal Cord, Roots and Peripheral Nerves: Basic Principles and Procedures for Routine Clinical and Research Application. An Updated Report from an I. F. C. N. Committee. Clinical Neurophysiology 126 (6), 1071–1107

Roth, V. M. (1989): PAKT und STACH. In: Roth, V. M. (Hrsg.) Kommunikation trotz gestörter Sprache. Narr Francke Attempto Verlag, Tübingen

Saur, D., Baumgärtner, A., Lange, R., Schraknepper, V., Rijntjes, M., Weiller, C. (2005): Dynamics of Reorganisation in the Language System after Stroke: An fMRI-Follow-Up Study from the Acute to the Chronic Phase. Brain and Language 95 (1), 8–9

Saur, D., Lange, R., Baumgärter, A., Schraknepper, V., Willmes, K., Rijntjes, M.,

Weiller, C. (2006): Dynamics of language reorganization after stroke. Brain 129 (6), 1371–1384

Saur, D., Kreher, B W., Schnell, S., Kümmerer, D., Kellmeyer, P., Vry, M-S., Umarova, R., Musso, M., Glauche, V., Abel, S., Huber, W., Rijntjes, M., Hennig, J., Weiller, C. (2008): Ventral and Dorsal Pathways for Language. Proceedings of the National Academy of Science 105(45), 18035–18040

Saxena, S., Hillis, A.E. (2017): An Update on Medications and Noninvasive Brain Stimulation to Augment language Rehabilitation in Post-Stroke Aphasia. Expert Review of Neurotherapeutics 17 (11), 1091–1107

Schade, U., Eikmeyer, H.J. (2011): One in a Time, Please: Sequentialisation in Connectionist Models of Language Production. Sprache · Stimme · Gehör 35 (1), 13–18

Scharf-Meyer, G. (2017): Intensivtherapeutische Angebote in der ambulanten Praxis. Vom Konzept zur Umsetzung. Sprachtherapie. Sprachtherapie aktuell. Wissen Transfer, 1–8

Schiller, F., Broca, P. (1992): Founder of French anthropology, Explorer of the Brain. Oxford University Press, Oxford

Schindelmeiser, J. (2016): Neurologie für Sprachtherapeuten. 3. Aufl. Urban & Fischer in Elsevier, München

Schlaug, G., Marchina, S., Norton, A. (2009): Evidence for Plasticity in White-Matter Tracts of Patients with Chronic Broca's Aphasia Undergoing Intense Intonation-Based Speech Therapy. Annals of the New York Academy of Sciences 1169, 385–394

Schlaug, G., Marchina, S., Norton, A. (2008): From Singing to Speaking: Why Singing May Lead to Recovery of Expressive Language Function in Patients with Broca's Aphasia. Music Percept 25 (4), 315–323

Schlenck, C., Schlenck, K.J. (1994): Beratung und Betreuung von Angehörigen aphasischer Patienten. Logos interdisziplinär 2 (2), 358–363

Schlenck, C., Schlenck, K.J., Springer, L. (1995): Die Behandlung des schweren Agrammatismus. Reduzierte-Syntax-Therapie (REST). Thieme, Stuttgart

Schmicker, M., Sabel, B., Gall, C. (2011): Nicht-invasive Hirnstimulation: Neuromodulation durch transkranielle elektrische Stimulation und deren Wirkung auf neuropsychologische Erkrankungen. Zeitschrift für Neuropsychologie 22 (4), 285–301

Schneider, B., Schade, U., Heeschen, J.U. (2002): Modifikation der REST. Syntaxtherapie bei leichteren Formen des Agrammatismus. LOGOS interdisziplinär 10 (3), 186–194

Schneider, B., Wehmeyer, M., Grötzbach, H. (2021): Aphasie. Praxiswissen Logopädie. 7. Aufl. Springer, Berlin Heidelberg

Schneider, B., Wehmeyer, M., Grötzbach, H. (2014): Aphasie-Wege aus dem Sprachdschungel. 6. Aufl. Springer, Berlin Heidelberg

Schneider, B., Wehmeyer, B., Grötzbach, H., (2021): ICF- orientierte Diagnostik und Therapie. 7.Aufl., Springer Verlag, Berlin Heidelberg

Schönle, P.W., Lorek, M. (2011): Entwicklung der Reha-Therapiestandards der Deutschen Rentenversicherung für die Rehabilitation von Patienten mit Schlaganfall in der Phase D. Neurologie & Rehabilitation 2011, 17 (3), 125–140

Schütz S., de Langen, E.G. (2010): Der Partner-Kommunikations-Fragebogen (PKF). Ein pragmatisch-funktionales Messverfahren in der Aphasiediagnostik. Sprachheilarbeit 6 (55), 282–290

Schumacher, R., Ablinger, I., Burchert, F. (2020): DYMO. Dyslexie modellorientiert. Ein modellorientiertes Diagnostikinstrument zur Untersuchung erworbener Dyslexien im Deutschen. NAT-Verlag, Hofheim

Scoresby-Jackson, R.E. (1867): Case of Aphasia with Right Hemiplegia; Death; Autopsy; Lesion of a Large Portion of the Left Cerebral Hemisphere, Including the External or Inferior Left Frontal Convolution; Embolism of Branches of the Left Middle Cerebral Artery. Edinburgh Medical Journal 12(8), 696–706

Sehm, B., Obrig, H. (2017): Transkranielle Gleichstromstimulation zur Unterstützung der Sprachtherapie – wissenschaftliche Evidenz und klinische Perspektive. In: Bilda, K., Mühlhaus, J., Ritterfeld, U. (Hrsg.): Neue Technologien in der Sprachtherapie. Thieme, Stuttgart, 151–161

Siebner, S., Klambauer, A. (2013): Der neuroplastische Verlauf von Aphasien und Einflussmöglichkeiten transkranieller Magnetstimulation. Universität Wien, Wien

Siegel, D. (2015): Handbuch der Interpersonellen Neurobiologie. Arbor Verlag, Freiburg im Breisgau

Simmons-Mackie, N.N., Damico, J.S. (1996): The Contribution of Discourse Markers to Competence in Aphasia, American Journal of Speech-Language Pathology 5, 37–43

Small, S. (2010): A Biological Model of Aphasia Rehabilitation: Pharmacological Perspectives. Aphasiology 18 (5–7), 473–492

Späth, M., Haas, E., Jakob, H. (2017): neolexon-Therapiesystem. Forum Logopädie. 31(3), 20–24

Sparing, R., Meister, F., Mottaghy, M. (2005): Untersuchungen neuronaler Sprachnetzwerke mit der Transkraniellen Magnetstimulation (TMS) Sprache · Stimme · Gehör 29 (3), 139–143

Sparks, R.W., Deck, J.W. (1994): Melodic Intonation Therapy. In: Chapey, R. (Hrsg): Language Intervention Strategies in Aphasic Adults. 3rd Edition, Williams and Wilkins, Baltimore, 368–379

Sparks, R.W., Holland, A. (1976): Method: Melodic intonation therapy for aphasia. Journal of Speech and Hearing Disorders 41 (3), 287–297

Sparks, R.W., Helm, N., Albert, M. (1973): Melodic intonation therapy for aphasia. Archives of Neurology 29 (2), 130–131

Spitzer, L., Grötzbach, H., Kaiser, J., Klinck, M., Lauer, N. (2021): FATMA 2.1 Fragebogen zur Erfassung von Aktivitäts- und Teilhabezielen im Sinne der ICF bei Menschen mit Aphasie. Schulz-Kirchner Verlag, Idstein

Springer, S.P., Deutsch, G. (2001): Left Brain, Right Brain. Perspectives from Cognitive Neuroscience. Freeman, New York

Stadie, N., Cholewa, J., de Bleser, R. (2013): LEMO 2.0. Lexikon modellorientiert. Diagnostik für Aphasie, Dyslexie und Dysgraphie. NAT-Verlag, Hofheim

Stadie, N., De Bleser, R., Cholewa, J., Tabatabaie, S. (1994): Das neurolinguistische Expertensystem LeMo: I Theoretischer Rahmen und Konstruktionsmerkmale des Testteils LEXIKON (The Neurolinguistic Expert System LeMo: Theoretical Framework and Construction Variables of LEXIKON). Neurolinguistik, 1 1–25

Stadie, N., Hanne, S., Lorenz, A. (2019): Lexikalische und semantische Störungen bei Aphasie. Thieme, Stuttgart

Stadie, N., Schröder, A. (2009): Kognitiv orientierte Sprachtherapie. Elsevier Urban & Fischer, München

Stagg, C.H., Nietsche, M.A. (2011): Physiological Basis of Transcranial Direct Current Stimulation. The Neuroscientist 17 (1), 37–53

Stahl, B., Darkow, R., von Podewils, V., Meinzer, M., Grittner, U., Reinhold, T., Grewe, T., Breitenstein, C., Flöel, A. (2019): Transcranial Direct Current Stimulation to Enhance Training Effectiveness in Chronic Post-Stroke Aphasia: A Randomized Controlled Trial Protocol. Frontiers in Neurology, 10. 1089. 10.3389/fneur.2019.01089

Steiner, J. (2017): Sprachtherapie bei Demenz. Ernst Reinhardt Verlag, München

Steiner, J. (2010): KODOP. Sprachtherapie bei Demenz. Aufgabengebiet und ressourcenorientierte Praxis. Ernst Reinhardt, München

Stemberger, J.P. (1985): An Interactive Activation Model of Language Production. In: Ellis, A.W. (Hrsg.): Progress in the Psychology of Language. Erlbaum, London, 143–186

Stephan, K.E., Fink, G.R. (2007): Lateralität und Konnektivität. In: Schneider, F., Fink, G.R. (Hrsg.): Funktionelle MRT in Psychatrie und Neurologie. Springer, Berlin, 334–348

Stockert, A., Saur, D. (2017): Aphasie: eine neuronale Netzwerkerkrankung. Der Nervenarzt 88 (8), 856–873

Taub, E., Uswatte, G., Elbert, T. (2002): New treatments in Neurorehabiliation Founded on Basic Research. Nature Reviews Neuroscience volume 3, 228–236

Taub, E., Uswatte, G., Rama, P. (1999): Constraint-Induced Movement Therapy: A New Family of Techniques with Broad Application to Physical Rehabilitation – A Clinical Review. Journal of Rehabilitation Research and Development 36 (3)

Tesak, J. (2006): Grundlagen der Aphasietherapie. Schulz-Kirchner Verlag, Idstein

Tesak, J. (2001): Grundlagen der Aphasietherapie. Schulz-Kirchner-Verlag, Idstein

Thomas, L., Lander, L., Cox, N., Romani, C. (2020): Speech and Language Therapy for Aphasia: Parameters and Outcomes. Aphasiology 34 (5), 603–642

Tscherpel, C., Grefkes, C. (2019): Hirnstimulation zur Behandlung schlaganfallbedingter motorischer Defizite. Der Nervenarzt 10, 1005–1011

Utianski, R. (2020): Primary Progressive Aphasia and Other Frontotemporal Dementias – Diagnosis and Treatment of Associated Communication Disorders. Plural Publishing, San Diego

Valles, J., Kennedy, J., Elashvili, M., Dohle, C. (2015): Memantine Treatment for Post-Stroke Aphasia: A Case Control Study. Neurology 84 (14), 173

Vingerhoets, G., Borsel, J., Tesink, C., Noort, M., Deblaere, K., Seurinck, R., Vandemaele, P., Achten, E. (2003): Multilingualism: An fMRI Study. Neuroimagine 20 (4), 2181–2196

Völter, C., Schirmer, C., Hinsen, D., Roeber, M., Dazert, S., Bilda, K. (2020): Therapist-Guided Telerehabilitation for Adult Cochlear Implant Users: Developmental and Feasibility Study. Journal of Medical Internet and Assistive Technologies 7(1), e15843

Von Monakow, C. (1905): Gehirnpathologie. 2., gänzlich umgearbeitete und vermehrte Auflage, Hölder, Wien

Vuksanović, J., Milovanović, T., Konstantinović, L., Filipović, S. R. (2018): Effect of Type of Language Therapy on Expressive Language Skills in Patients with Post-Stroke Aphasia. International Journal of Language & Communication Disorders 53 (4), 825–835

Wahl, M., Marzinzik, F., Friederici, A. D., Hahne, A., Kupsch, A., Schneider, G., Saddy, D., Curio, G., Klostermann, F. (2008): The Human Thalamus Process Syntactic and Semantic Language Violations. Neuron 59 (5), 695–707

Walker-Batson, D., Curtis, S., Natarajan, R., Ford, J., Dronkers, N., Salmeron, E., Lai, J., Unwin, D. H. (2001): A Double-Blind, Placebo-Controlled Study of the Use of Amphetamine in the Treatment of Aphasia. Stroke 32 (9), 2093–2098

Wallesch, C. W. (2009): Frührehabilitation und OPS 8-552 (Early Neurological Rehabilitation in the German DRG-System). Aktuelle Neurologie 36 (2), 93–97

Weber-Fox, C. M., Neville, H. J. (1996): Maturational Constraints on Functional Specializations for Language Processing: ERP and Behavioral Evidence in Bilingual Speakers. Journal of Cognitive Neuroscience 8 (3), 231–256

Weidner, K., Lowman, J. (2020): Telepractice for Adult Speech-Language Pathology Services: A Systematic Review. Perspectives of the ASHA Special Interest Groups 5 (1), 326–338

Weiller, C., Isensee, C., Rijntjes, M., Huber, W., Müller, S., Bier, D., Dutschka, K., Woods, R. P., Noth, J., Diener, H. C. (1995): Recovery from Wernicke's Aphasia: A Positron Emission Tomographic Study. Annals of Neurology 37 (6), 723–732

Werani, A. (1997): Symptomorientierte Diagnostik bei Aphasien: Eine neurolinguistische Aufgabensammlung. Westdeutscher Verlag, Opladen

Wernicke, C. (1874): Der aphasische Symptomencomplex. Cohen & Weigert, Breslau

Whinhuisen, L., Thiel, A., Schumacher, B., Kessler, J., Rudolf, J., Walter, F., Haupt, W. F., Heiss, W. D. (2007): The Right Inferior Frontal Gyrus and Post-stroke Aphasia: A Follow-up investigation. Stroke, 38 (4), 1286–1292

Whurr R., Perlman Lorch, M., Nye, C.A. (1992): Meta-Analysis of Studies Carried out Between 1946 and 1988 Concerned with the Efficacy of Speech and Language Treatment for Aphasic Patients. International Journal of Language & Communication Disorders, 27(1), 1–17

Wittler, M. (2009): Rückbildungsprozesse in der Akut- und Postakutphase von Aphasien. Forum Logopädie 19 (6), 28–35

World Health Organization (2001): International Classification of Functioning, Disability and Health: ICF. Genf

Zaidel, E. (1998): Language in the Right Hemisphere Following Callosal Disconnection. In: Stemmer, B., Whittaker, H.A. (Hrsg.): Handbook of Neuro-Linguistics. Academic Press, San Diego, 370–380

Ziegler, W., Aichert, I., Staiger, A. (2020): Sprechapraxie: Grundlagen, Diagnostik, Therapie. Springer, Berlin Heidelberg

Zhang, X., Shu, B., Zhang, D., Huang, L., Fu, Q., Du, G. (2018): The eEficacy and Safety of Pharmacological Treatments for Post-Stroke Aphasia. CNS & Neurological Disorders-Drug Targets (Formerly Current Drug Targets-CNS & Neurological Disorders) 17 (7), 509–521

Zhang, J., Yu, J., Bao, Y., Xie, Q., Xu, Y., Zhang, J., Wang, P. (2017): Constraint-Induced Aphasia Therapy in Post-Stroke Aphasia Rehabilitation: A Systematic Review and Meta-Analysis of Randomized Controlled Trials. PloS one 12 (8)

Sachregister